健康に老いる

老化とアンチエイジングの科学

順天堂大学大学院客員教授

後藤佐多良 著

東京堂出版

はじめに

人口の高齢化が世界的な規模で進んでいます。高齢化にかかわる問題は、人類にとって今世紀最大の課題のひとつです。この問題は日本・北米・ヨーロッパなどの先進工業国だけの話ではありません。インド・中国などの発展途上の人口大国でも同じことが進んでいます。世界の人口高齢化の先頭を行くわが国では、六五歳以上の高齢者が全人口に占める割合はすでに四人に一人に近づいています。高齢化にともなう社会的・経済的問題は地球規模の大きな問題ですが、本書の読者の皆さんが関心をお持ちなのはわが身や家族などの身近な老化の問題でしょう。

高齢者が増加するなかで九〇歳、一〇〇歳を超えてなお頭脳明晰で肉体的にも精神力の点でも若者顔負けの活力をお持ちの方がいらっしゃいます。一方で、七〇代、八〇代でも虚弱・病弱に悩まされたり、寝たきりや認知症になったりする高齢者も少なくありません。元気な高齢者とそうでない高齢者のちがいはどうして生まれるのでしょうか？

老化は生物の宿命です。止めることも防止することもできません。しかし、近年の老年学の進歩によって、老化はかなりの程度遅らせることが可能になってきました。かつて童謡に「村の渡しの船頭さんは、今年六〇のお爺さん……」と謡われた時代は遠い昔のことで、最近は身近に元気な高齢者が増えていると実感している方が多いのではないでしょうか。第一線を退いたあとも、引き続き社会で役立つことができるのは本人の生きがいの点でも、少子化が進む社会への貢献という意味でも望ましいことです。若者の就業機会を減らさない配慮をしながら、定年を延長しようという制度も厚労省の主導でできつつあります。実際、七〇歳、七五歳でも働ける人が増えていることは医学的にも裏付けられています[1]。

高齢者を悩ますのは、動脈硬化・心疾患・脳血管疾患・認知症・骨粗しょう症・がん・糖尿病・腎臓疾患などのいわゆる老化関連疾患と呼ばれる病気です。老化自体は病気ではありません。しかし、年齢が進むにつれて起こる身体機能の低下が多くの老化関連疾患の最大の危険因子（リスクファクター）と考えられています。老化関連病態には避けがたい生物学的老化と制御可能な生活習慣が深くかかわっているのです。生活習慣を改善し、生物学的老化の進行を遅らせることができれば、老化関連疾患の発症を遅らせて、より高齢まで生活を楽しめるようになるはずです。

老化は高齢者だけの問題ではなく、見た目のことが気になりだした若者や老いてゆく親の姿を見て、わが身の将来が心配な中年の人々の関心事でもあります。いわゆるアンチエイジングが注目されるゆえんです。アンチエイジングとは、第四章でくわしくお話ししますが、自然の生物学的老化の進行を遅らせることです。マスコミで宣伝されるアンチエイジング法やサプリメントに果たして効果があるのか、それとも単なる気休めか、もしかしたら有害か、皆さん知りたいところでしょう。最近は〝長寿遺伝子〟という言葉が一般の人々の目にも触れるようになりました。長寿遺伝子と呼べるような特別な遺伝子があるのでしょうか。こうした疑問にもお答えしたいと思います。

本書では、老化はどこまで明らかになっているのか、なにがまだ明らかでないかを科学的な根拠をもとにお話しし、その上で健やかに老いるにはどうするのがいいかを考えます。〝科学的な根拠〟というのは信頼できる学術雑誌や専門書籍、学会などに報告された情報に基づいて、という意味です。私は四〇年近く老化の実験的研究に携わり、その進歩をみてきましたが、確信を持っていえることばかりではありません。未知のことが非常に多いのです。多くの読者には必要ないかもしれませんが、できるだけ出典を明らかにしています。必要に応じて自分で確かめていただくためです。生物学・化学・医学になじみの少ない読者には難しい話も出てくるかもしれません。できるだけわかりやすい解説を加えながら話を進めたいと思います。とっつきにくい場合は飛ばして読んでくださってかまいません。大筋はわかっていただけるでしょう。

目次

第三章

基礎老化学からみる老年病

第四章

老化を遅らせることはできるのか

健康に老いる

第一章

老化と寿命

〝老化〟と〝加齢〟は別もの

世の中で使われている〝老化〟と〝加齢〟という言葉は混同されやすい表現で、専門家でもしばしば不正確な使い方をしています。しかし、この二つの言葉の意味は、本来まったく異なるのです[1]。

ふつう〝加齢〟は、ヒトやネズミの場合、生まれてから死ぬまでの時間の経過のことで、昆虫や線虫（「老化モデル動物」の項参照）では成虫になってから死ぬまでの時間の経過を指します。〝老化〟は加齢にともなって体の機能、たとえば筋力・神経伝導速度・肺活量・病気に対する抵抗力などが低下することです。つまり、多くの動物では〝加齢〟のあいだに〝老化〟が進行するのです（図1－1）。〝加齢〟は、時計の針が進むのと同じで時間の経過を指します。ですから老化に対抗することを〝抗加齢〟というのは正しくありません。一方、老化は生理的な機能の変化にかんする表現です。アンチエイジングは生物学的な衰えに対抗するものですから、日本語では

図1−1 加齢は時の流れ、老化は機能の衰え

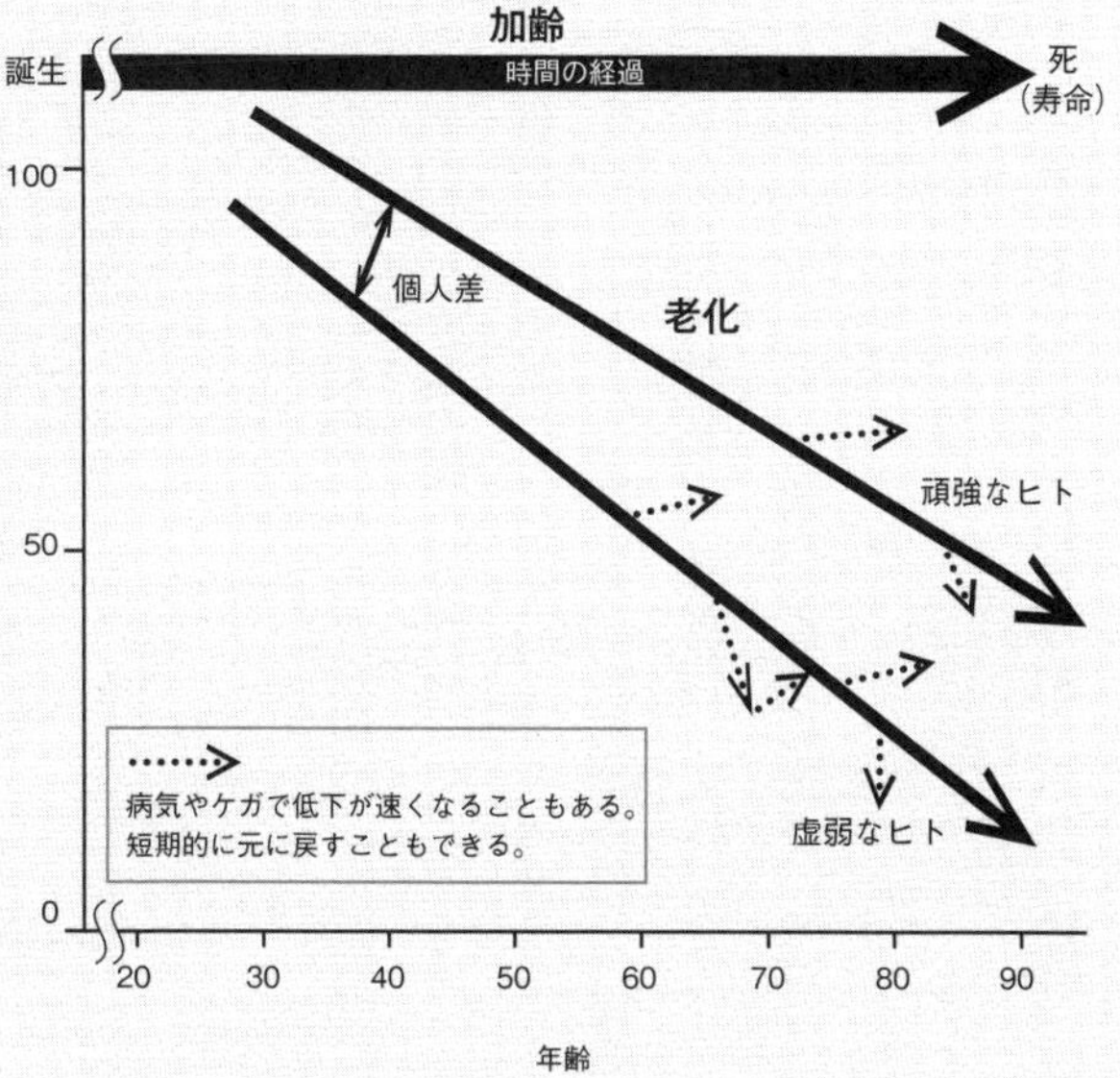

加齢は誕生からの時間経過で、老化は生理機能の長期的低下。加齢のあいだに老化が進行する。寿命は誕生から死までの期間。

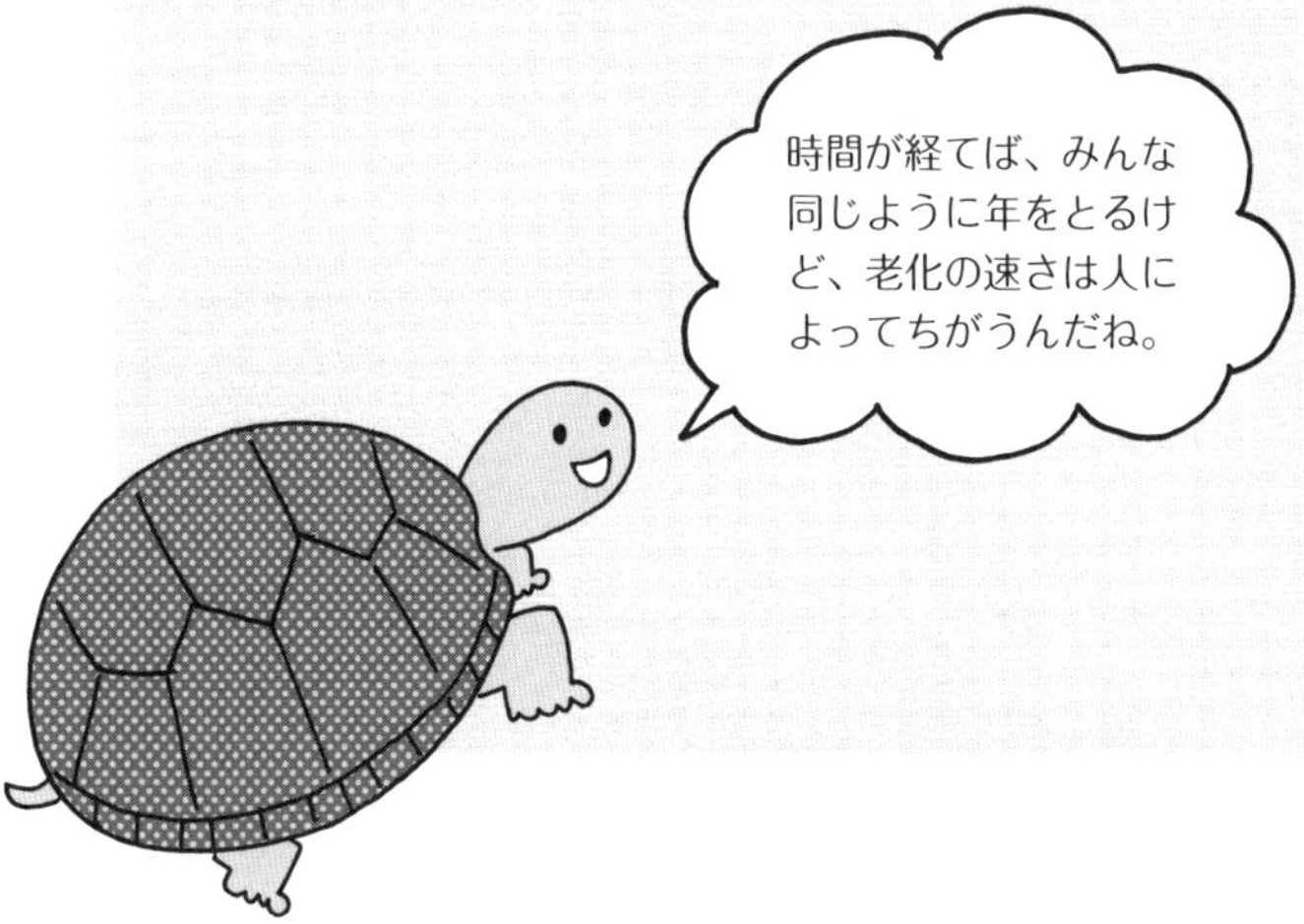
時間が経てば、みんな
同じように年をとるけ
ど、老化の速さは人に
よってちがうんだね。

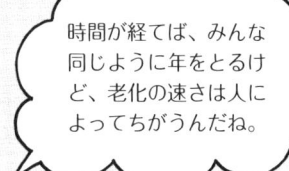

〝抗老化〟が正しい言葉になります。時間の進行（加齢）を人の力で遅らせることはできないからです。加齢は最長寿命に応じて年・月・日で測り、それぞれ年齢・月齢・日齢として表します。日本語では適切な表現がありませんが、まとめて〝エイジ〟ということもあります。なお英語には老化に相当する表現にセネセンス（senescence）という言葉もあります。

加齢にともなう機能の低下は、一般に子どもを作ることができる年齢に達したあとに始まり、早い遅いの差はありますがどの個体でも起こります。一時的な機能低下は栄養・運動・喫煙などのライフスタイルや環境の悪化、病気やケガでも起こります。病気やケガで寝込んだときの体力低下や筋肉量の減少のような短期間の変化は元に戻すことができる場合もありますが、長期にわたる変化をみると老化は後戻りすることはなく、確実に進行していくものです（図1－1）。

時に、〝老化〟や〝加齢〟と混同して使われることがある言い方に〝寿命〟があります。〝寿命〟は、生まれてから死ぬまでの期間であり、それぞれの動物種の最長寿命を指すこともあります。動物種のあいだで比較すると、一般に寿命が長い種ほど老化速度は遅いといえます（二八頁参照）。一方、同じ種のなかの動物同士を比べてみると、寿命の長さと老化速度は必ずしも関連しているとは限りません。老化が進んでいなくても、病気やケガ、捕食などによる死は老化とは関係なく訪れることもあるからです。

屋久杉の寿命を何千年といったり、一年草・多年草という表現があったりするように植物の老化や寿命の定義は動物とは異なります。このことは、根元が化石に近い状態の樹齢数千年の屋久杉の古木も、小枝の先端からは毎年春に新芽が出ており、木全体が何千年も年とっているわけではないことからもわかります。また、学術的にはトマトが熟す過程や春の若葉が秋に紅葉し落葉する過程にも老化という表現が使われますが、動物の場合と意味がちがうことは明らかです。本書には、時に酵母やゾウリムシ[2]のような単細胞生物も登場しますが、原則として多細胞の動物の老化について考えることにします。

また、本書では人間をほかの動物と同列に生物の一種と考える場合は〝ヒト〟と書き、そうでない場合は〝人〟と書くことにします。

〝老い〟はいつから始まるのか

老化がいつ始まるかについてはいろいろな考え方があります。受精の瞬間に始まるとか、この世に生まれ出てからだという研究者もいますが、身体の成長期の半ばに生殖可能になったあとしばらくして、ヒトでは三〇歳前後から始まると考えるのが一般的です。このころから生体機能の低下とともに各種の死因による死にやすさ（死亡確率）が次第に増加していきます（図1－2、1－3）。もちろんこれは人によってちがいますし、どういう機能に注目するかでも変わってきます。たとえば、皮膚についていえば〝お肌の曲がり角〟という表現があるように、太陽光線にさらされやすい手の甲や顔には三〇歳以前に表面的な変化が表れてきますが、認知能力や記憶力は三〇歳くらいでは目につく衰えはありません。しかし、さまざまな機能を平均的にみると、老化は三〇歳くらいから始まると考えていいと思います[3]。

図1−2 多くの生理機能は30歳前後から低下する

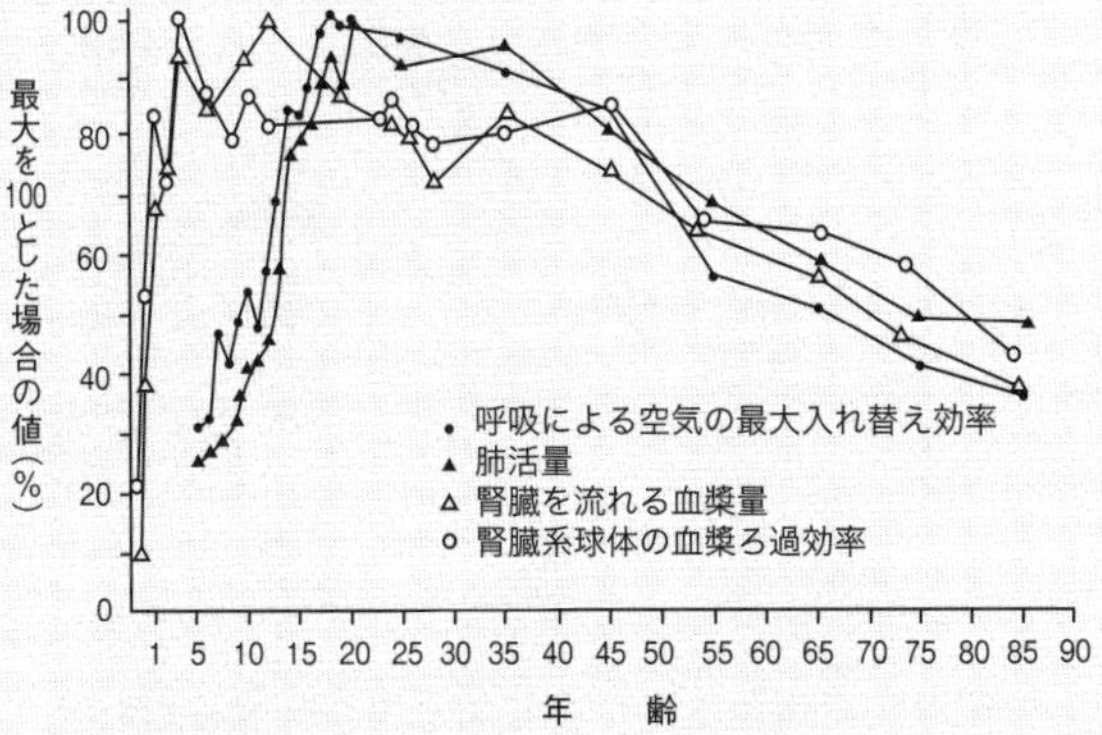

生理機能の加齢変化。どのパラメータも30歳前後から低下し始める。(3)

一五〇年以上も昔のことですが、英国の生命保険会社の統計専門家だったゴンペルツ（Benjamin Gompertz）は、年齢にふさわしい保険料を決めるために、年齢から死亡確率を予測する計算式を作りました。彼は、年齢が進むにつれて死亡しやすさ（死亡確率）は一定の年数が経つごとに同じ割合で増えていくことに気がつきました。このように、一定時間ごとに同じ割合の変化が起こることを〝指数関数的変化〟といいます。ヒトの場合、死亡率は三〇歳以降、八〜九歳ごとにおよそ二倍増加します。八〇歳の人は四〇歳の人よりも２×２×２×２×２倍、すなわち約三〇倍死亡リスクが高いということになります。このような経験則を発見者の名前をとって〝ゴンペルツの法則〟と呼んでいます。

図1－3 どんな生物にも、死は確率的に訪れる

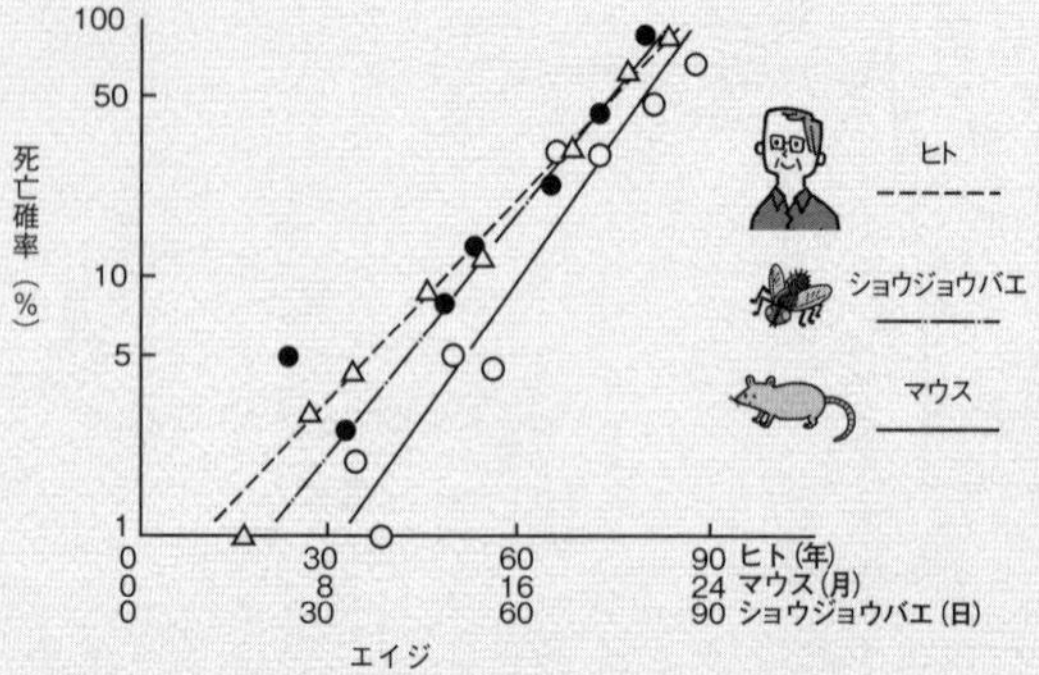

加齢に伴う死亡率変化（ゴンペルツプロット）。横軸を最長寿命でそろえ縦軸を死亡確率にすると、どの生物も寿命の1/3～1/4経過したころから死亡確率が指数関係的に上昇する。(4)

その後、この法則は動物にも当てはまることがわかりました。どの動物でも最長寿命の三分の一から四分の一を過ぎると死亡確率が指数関数的に上昇し始めます。動物間でちがうのは年齢（月齢・日齢）あたりの増加率です。死亡確率が二倍になる時間はヒトで八～九年、ラットやマウスで三～四カ月、ショウジョウバエで一～二週、線虫で三～四日です。第二章でお話ししますが、死亡確率の増加の度合いは老化速度を反映しているようです。寿命の異なる動物種間では、死亡確率の増加速度が速いほど老化の進行も速いといえそうです(4)（図１－３）。同じ動物種においても、第四章でくわしくお話しするカロリー制限による寿命延長の場合は、死亡確率の上昇が自由摂食の場合より遅くなっていることから、老化自体が遅延しているため老化速度も遅くなっていると考えられています。

ヒトの集団では、生まれつき抵抗力が弱い、あるいは遺伝的な問題があって死亡した乳幼児も統計に含まれるため、乳幼児期の死亡確率が高くなります。しかし、年齢が進むにつれて次第に低下したあと、三〇歳前後から死亡確率は増加し始めます。生理機能が低下し始めるのもこのころからです（図1－2、1－3）。

寿命はどこまで延び続ける？

今から半世紀前の一九六〇年には日本人の平均寿命*は男女それぞれ六五・三歳と七〇・二歳でしたが、二〇一〇年には男性七九・六歳、女性八六・四歳になり、ともに約二五歳も延びました。この寿命の延びには抗生物質の発見・降圧剤の開発などの医療の進歩や環境の整備、栄養・食生活の改善、健康教育の普及などが貢献していると考えられています。インフルエンザなどの感染症の流行や猛暑などの影響でわずかに低下する年もありますが、まだ年々延びる傾向にあります。

平均寿命の延びとともに、二〇一二年には、百寿者といわれる一〇〇歳以上の人の数が五万人を超えました（図1－4）。図に示すように、一九六三年に厚生省の調査が始まって以来、現在までのところ百寿者の数は年々増え続けています。一〇年ごとに四倍という増加率です。多くの人が百寿者になれる可能性は増大しています。たとえば、一九〇四年生まれの約一四四万人のうち、二〇〇四年に一〇〇歳になった人は一万一九一一人です。男女別に見ると女性は七一人に一人、男性は三六九人に一人が一〇〇歳に達したことになります。この数は二〇〇六年には、それぞれ三四人と一六一人に一人と倍増しています[5]。百寿者の数は今後も増え続けることはまちがいありません。

日本は世界有数の長寿国といわれますが、百寿者の数はほかの先進国でも増加しています。寿命疫学者ヴォーペル（James Vaupel）は過去二世紀にわたる寿命の解析から現在の平均寿命の延びが続けば、先進国では二一世紀生まれの人の半数近くが一〇〇歳に到達できるだろうという楽観的な見通しを発表しています[6]（図1－5）。

百寿者が増えたということは、最長寿命が延びたことを意味するものではありませんが、高齢でも自立して生活できる元気なお年寄りが増えていることが高知県香美《かみ》市《し》香北町《かほくちょう》の長期介入研究

＊平均寿命
ゼロ歳児の平均余命のことで、ある年に生まれた子どもが平均何歳まで生きられるかを前年の死亡率が今後も続くと仮定して推定した値。

図1−4 どこまで増える？ 増加し続ける日本の百寿者

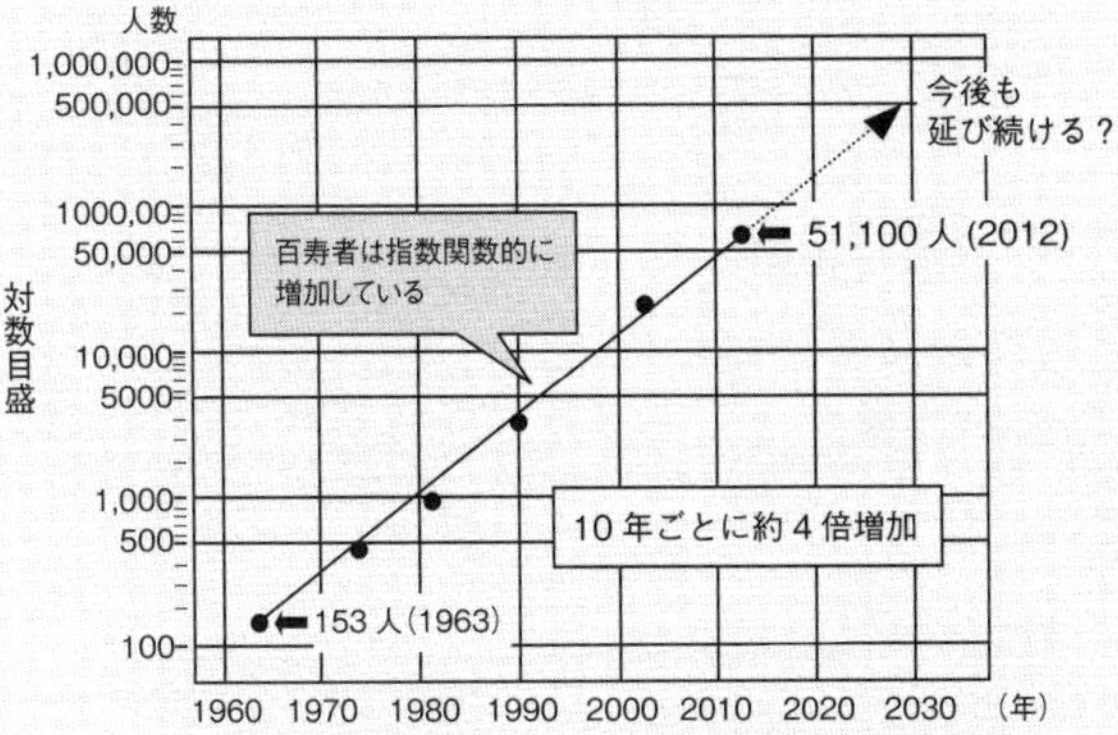

日本の百寿者数の年次変化。日本の百寿者は、過去半世紀のあいだ10年ごとに４倍増加し続けてきた（後藤原図）。

などによって明らかになっています[7]。生物種としてのヒトの寿命限界は一般に一二〇年くらいと考えられていますが、日本の一〇〇歳以上の超長寿者の死亡統計からの推定では女性が約一二二歳、男性が約一一五歳となっています[8]。偶然の一致だと思いますが、研究者のあいだで認められている人類（女性）の最長寿命は一二二歳五カ月です（フランス人女性のジャン・カルマン）。

　動物の最長寿命は多くの場合、生活環境も食事（食餌）も野生状態とはかなり異なる管理の行き届いた動物園などで飼育されたものの記録に基づいています。その点では栄養状態がよく病気の予防や治療が行われている文明国で暮らすヒトに相当する環境下での寿命といっていいでしょう。チンパンジーで四〇～五〇年、イヌで一五～二〇年、

図1－5 延び続ける平均余命

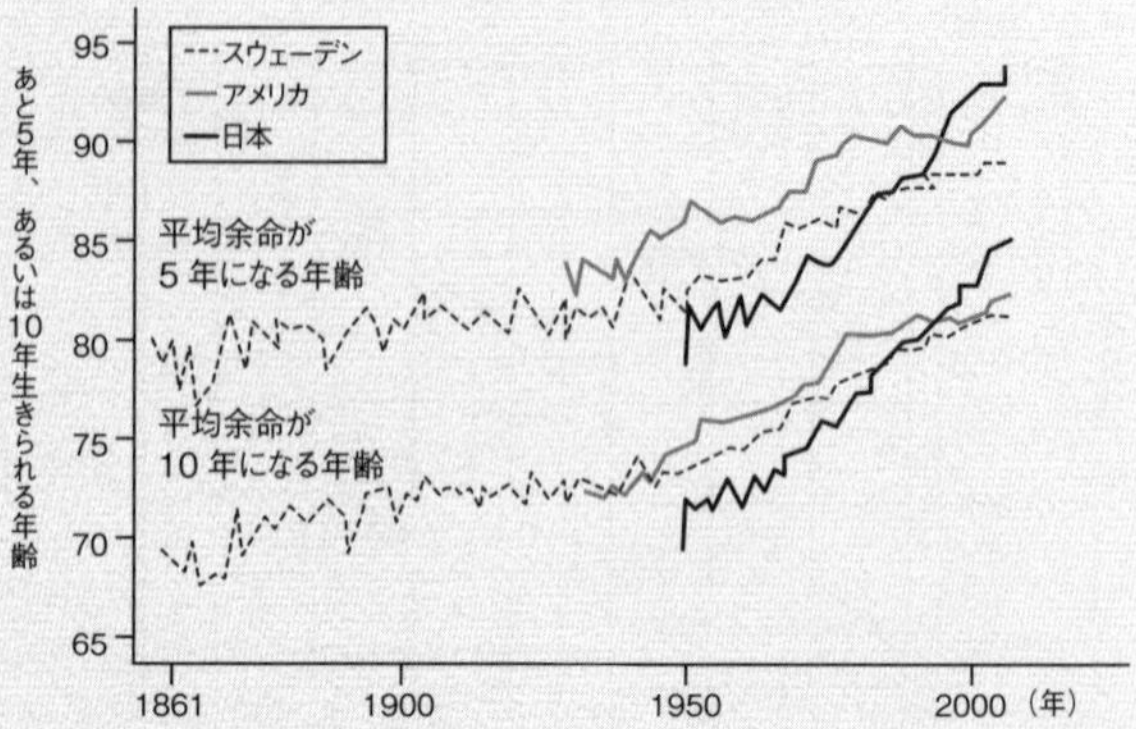

高齢化先進国の平均余命の延伸。1950年ころから高齢者の平均余命は延び続けている。[6]

ネズミでは三～四年、ショウジョウバエは一～三カ月と、それぞれの種のなかでは幅はありますが、動物の最長寿命は種ごとでおおよそ一定しています。種の寿命は遺伝的にほぼ決まっているといえます。

では、野生動物の寿命はどうでしょうか。少し脇道に逸れますが、ここにおもしろい実験結果があります。金沢大学理学部の奥野良之助先生による、ヒキガエルの寿命の研究です。[9] 手足の指関節を切って標識するというちょっとかわいそうな方法ですが、金沢城跡に生息するヒキガエルを個体識別し一〇年以上追跡調査した研究成果を一般向けの本にしたもので、合計一五〇〇匹以上を死ぬまで（姿が見られなくなるまで）観察した結果が書かれています。野生動物の個体別寿命データな

図1－6 野生動物では、寿命は偶然によって決まる

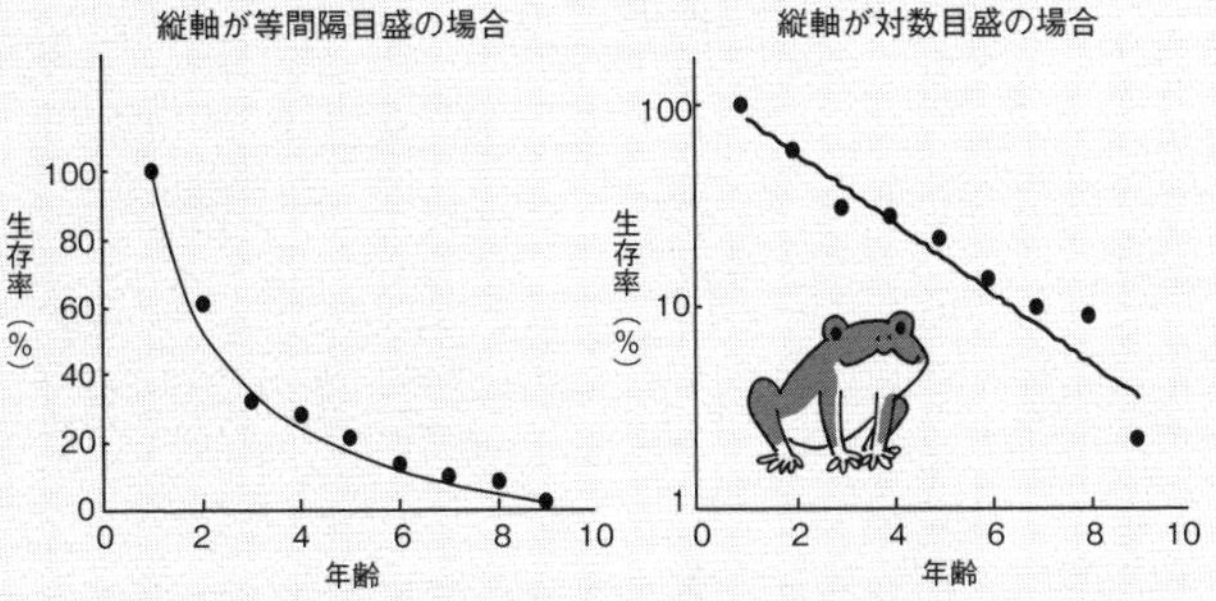

野生のニホンヒキガエルの生存曲線。左の図は通常目盛、右の図は縦軸が対数目盛。（9）

どめったにないので、おもしろいと思って年齢と生存率の関係を二通りのグラフにしてみました（図1－6）。左の図は通常のグラフで縦軸（生存率）、横軸（年齢）とも等間隔の目盛です。これを縦軸の目盛が一〇倍ごとに等間隔になるように片対数グラフにしたのが右の図です。片対数グラフでは個体数の減少と年齢がほぼ直線になります。これは自然界では寿命が偶然によって左右されることを示しています。

研究室で飼われている動物や文明国に住むヒトの生存曲線は、一般に中年以降右肩下がりになりますが（図1－7）、野生動物ではそうはいきません。最長寿命に近づくにつれ、徐々に死んでいくのではないのです。さきほどの金沢城跡に生息するヒキガエルの調査結果も、片対数グラフで表すと直線になり、確率死を裏付けています。〝確率的〟になるのは、多くの個体がトリやヘビに食われたり、自動車に轢かれたりする（野生ヒキガエルの場合）、いわば偶然に起こった事故がおもな死因だと考えられるからです。死が確率的ならたくさんの個体を観察すれば不老不死のカエルもいると思うかもしれませんが、そうはなりません。〝事故死〟を免れた個体もやがては感染やがんなどによって死ぬからです。これは〝事故死〟が少ないヒトの集団と同じです。観察されたヒキガエルの最長寿命は一一年だったそうです。

動物の老化はヒトの老化のモデルになるか

老化の研究にはラット、マウス、ハト、メバル、ゼブラフィッシュ、サル、ショウジョウバエ、ゾウリムシ、線虫、出芽酵母*、ヒト正常二倍体細胞などのさまざまな動物や細胞が使われています[10]。ヒトの老化を調べる代わりに使われる動物や細胞は、老化モデルと呼ばれます。病気や老化の実験動物モデルは一般にヒトの病気や老化の一部を模倣しているに過ぎません。そのため、どこまで似ているか、本質的な点でモデルになるのか、ということに注意しなくてはなりません。ヒトの老化を理解し、健康長寿を目指す研究に使われる老化モデルには、酵母や線虫のようなヒトから遠く隔たった動物から、ヒトと同じ霊長類に属するサルのようにごく近縁のものまであります。身体の作りが単純な酵母は単細胞生物であり、複雑な多細胞動物であるヒトとは大きく異なっていますが、遺伝子の構成や発現様式（遺伝情報に基づいてタンパク質が作られること）が似ている上に〝寿命〟が短い点で研究しやすいため、最近は老化モデルとして使われることがあります。

モデルに使われる動物の個体、あるいは個体から単離した細胞や単細胞生物（酵母やゾウリムシなど）の〝加齢〟や〝老化〟はそれぞれ異なった物差しで測られます（表1－1）。表に示すように、酵母やゾウリムシのような単細胞生物の加齢・老化・寿命は多細胞動物の個体の場合とは内容が大きく異なるのです（酵母の老化寿命については一七九～一八〇頁も参照）。

＊出芽酵母

一般に老化研究に使われるのは出芽酵母である。細胞から芽が出て新たな細胞が生まれるので出芽酵母という。出芽によってできた小さいほうの細胞を娘細胞といい、大きいほうの細胞を母細胞という。出芽を繰り返した母細胞の表面には出芽ごとに瘢痕ができる。瘢痕の数が出芽回数、すなわち酵母のエイジである。20～30回出芽するとそれ以上出芽できなくなる。出芽を停止するまでの出芽回数が寿命である。

表1－1　ヒトとモデル動物・細胞の加齢・老化の測り方はちがう

動物・細胞	加齢の測定	老化の測定
ヒト	生存期間（年齢）	筋萎縮、ストレス抵抗性、免疫能、生存率の低下など
ネズミ	生存期間（月齢）	筋萎縮、ストレス抵抗性、免疫能、生存率の低下など
ハエ	生存期間（日齢）	筋萎縮、ストレス抵抗性、生存率の低下など
線虫	生存期間（日齢）	筋萎縮、ストレス抵抗性、生存率の低下など
酵母	出芽回数	出芽能力の低下など
ゾウリムシ	分裂回数*	分裂能力の低下など
培養細胞	分裂回数**	分裂能力の低下など

＊1匹のゾウリムシに由来する集団（クローン）の細胞分裂回数
＊＊多数の細胞からなる集団の集団倍加数（本文46頁参照）

モデル動物のうち代表的なものの加齢と老化の測定法。

研究によく使われるラットやマウスなどのネズミの最長寿命は系統によって多少異なりますが、三～四年です。ネズミが属するげっ歯類のなかには二〇年以上も生きるといわれているハダカデバネズミ[11]（地中に棲むのでモグラネズミともいわれる）や寿命が八年といわれるシロアシネズミ[12]もいて、その長寿の仕組みが研究者から注目されています。ショウジョウバエは種類によってちがいますが、一～三カ月生きます。多種類の突然変異体が知られていて、老化に関しても遺伝的な解析が進んでいます。線虫は体の総細胞数が一〇〇〇個程度にもかかわらず、神経細胞や筋肉細胞など哺乳類にも存在する細胞を持っています。大腸菌を餌に培養皿で飼うことができて、寿命が三週間程度と短く、遺伝的解析も進んでいる有用なモデル動物として老化の研究によく使われています。ショウジョウバエも線虫も遺伝子操作がネズミよりもやりやすいという利点があり、遺伝的な解析には適しています。一方、ショウジョウバエも線虫も脱皮動物に属し、その祖先は魚類・鳥類・哺乳類などの共通の祖先とは系統樹の上で数億年も隔たっていますから、研究結果のヒトへの関連付けには注意が必要です。ちなみに脱皮動物と酵母の祖先が分岐したのは一〇億年も昔のことだとされています[13]。系統樹での隔たりはそれぞれの生物の共通の祖先がどのくらい昔に分岐したか（別々の進化の道をたどったか）を示しています。老化の仕組みがその後の進化の過程でどの程度保たれてきたかはわかりません。老化はおもに生殖年齢以降に進行しますから、老化に特徴的な仕組みがあるとしても、遺伝子の変化として刻まれて、遠い子孫である別の種に受け継がれていく可能性は低いと思われます。その点で進化的に遠く隔たった生物の〝老化〟をヒトの老化モデルにするには限界があるといえます。

図1－7は、ヒトと老化の研究によく使われる実験動物の生存曲線です[10]。生存曲線とは誕生（ヒトやネズミなどの場合）あるいは成虫になった時（ショウジョウバエや線虫などの場合）に一〇〇人あるいは一〇〇匹いた動物が時とともにどのように減っていくかを表した図です。最長寿命が大幅にちがう動物の生存曲線を一つの図にして見やすくするために横軸（時間軸）の目盛を動

図1−7 モデル動物とヒトの生存曲線

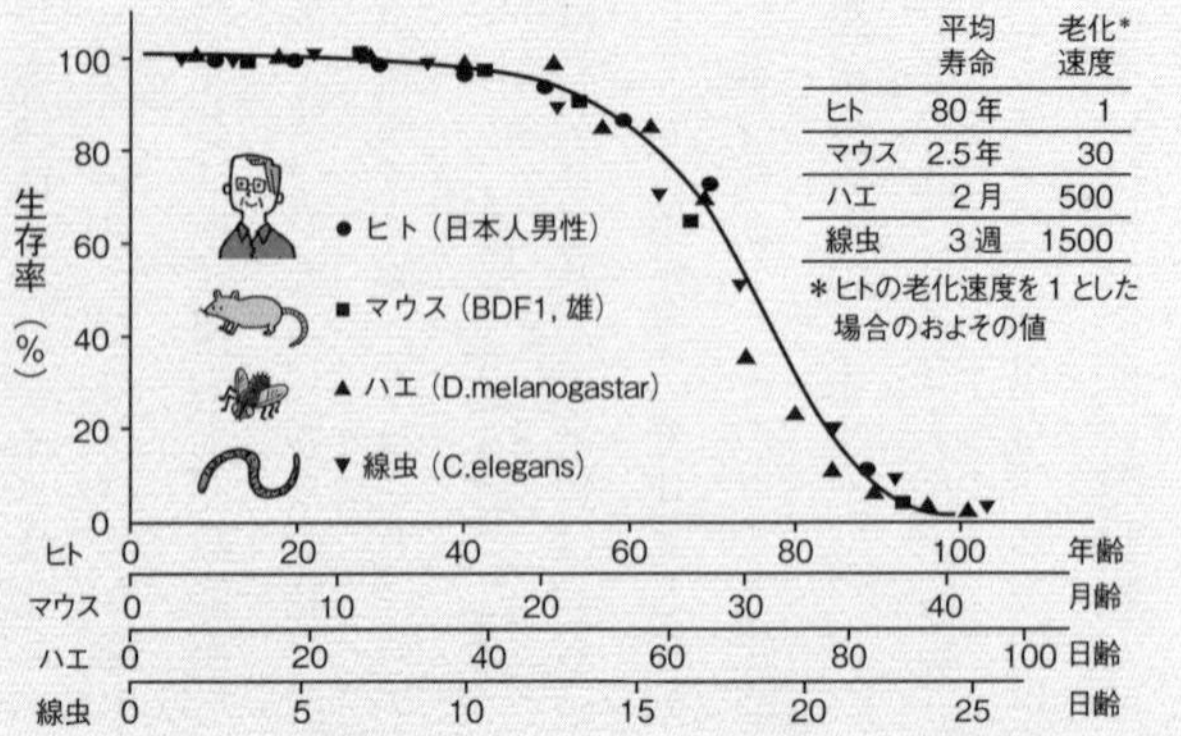

各動物の最長寿命が横軸のほぼ同じ位置にくるように目盛を設定して生存曲線を引くと、ほぼ重なる。(10)

物ごとに変えてあります。正確な表現ではありませんが、最長寿命あるいは平均寿命がグラフのほぼ同じ位置に来るようにしてあります。このように表してみると、どの動物でも個体数の加齢変化を結んだ線は右肩下がりの逆S字状になり、おおよそ重なります。時間軸の目盛はマウスではヒトの約三〇分の一、ショウジョウバエでは約五〇〇分の一、線虫では約一五〇〇分の一です。それぞれの動物で年齢（ヒト）の代わりに月齢（マウス）と日齢（ショウジョウバエ・線虫）を単位としています。この曲線を前述のゴンペルツの表現にしてみると時間スケールはちがいますが、いずれの動物でも死亡確率が時間とともに指数関数的に、つまり一定時間ごとに二倍・四倍・八倍というように増えていきます（図1−2）。死亡確率を増

図1−8 ヒト・イヌ・ラットのがんによる死亡率の加齢変化

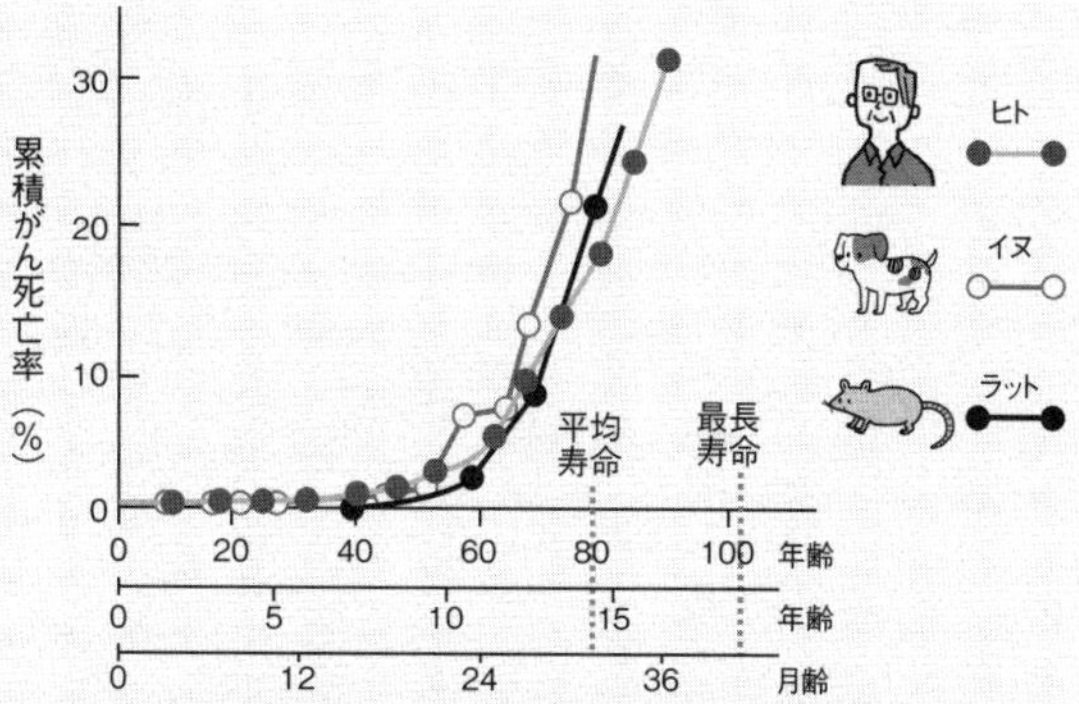

イヌはヒトの約5.5倍、ラットは約30倍早くがんで死亡する。これはだいたい平均寿命・最長寿命の割合と同じである。(14) (15)

加させる原因は生体機能の低下とそれにともなう疾患の増加ですから、この図はモデル動物とヒトの老化の仕組みが似ていることをうかがわせます。しかし、どういう点で似ているのか、これらの動物がヒトの老化モデルになるかはわかりません。この点についてはのちほど検討することにします。

この図からわかることは、一二月齢（一歳）のマウスあるいはラット（ラットとマウスの生存曲線はほぼ同じです）はヒトでは三〇歳くらい、二四月齢（二歳）では六〇歳くらいに相当するということです。老化の研究ではしばしば若い動物と、年をとった動物の比較が行われます。その場合、若齢として三月齢程度、老齢として二〇月齢くらいのマウスやラットが使われることがありますが、ヒトでいうと小学生と五〇歳くらいの中年を比較していることになり、老化研究モデルとしては不適切といえます。

図1－8に示すのはラット、イヌおよびヒトのがんによる累積死亡率の加齢変化です。時間軸の目盛を図1－7と同じようにずらしてみると、ほぼ重なった曲線を描き、ラットはヒトの約三〇倍、イヌは約五・五倍の速さでがんによる死亡率が高くなっているのがわかります(14)(15)。この値はそれぞれの動物のおよその平均寿命、すなわち八〇年（ヒト）・一五年（イヌ）・二年六カ月（二年半、ラット）のあいだの倍率とほぼ同じです。

ショウジョウバエや線虫はがんになりませんから、こうした比較はできません。しかし、加齢にともなう骨格筋の萎縮でみるとラットでもショウジョウバエでも線虫でも、高齢になるとヒトの高齢者と似たような筋肉の萎縮や変性を示すようになります（一三九頁参照）。この場合もおおよそですが、それぞれの動物の寿命の長短に合った速度で変化が進行します。つまり、寿命が長ければ変化は遅く、短ければ速いということです。七〇歳、八〇歳のヒトではかなりの骨格筋萎縮が起こっていますが、線虫でも平均寿命に近い一八日齢で筋肉の変性がみられます(16)。

ミトコンドリアはエネルギー産生装置として重要な細胞小器官ですが、その機能のために独自

図1－9 60歳のヒトと2歳のマウスのミトコンドリアDNA変異率はほぼ同じ

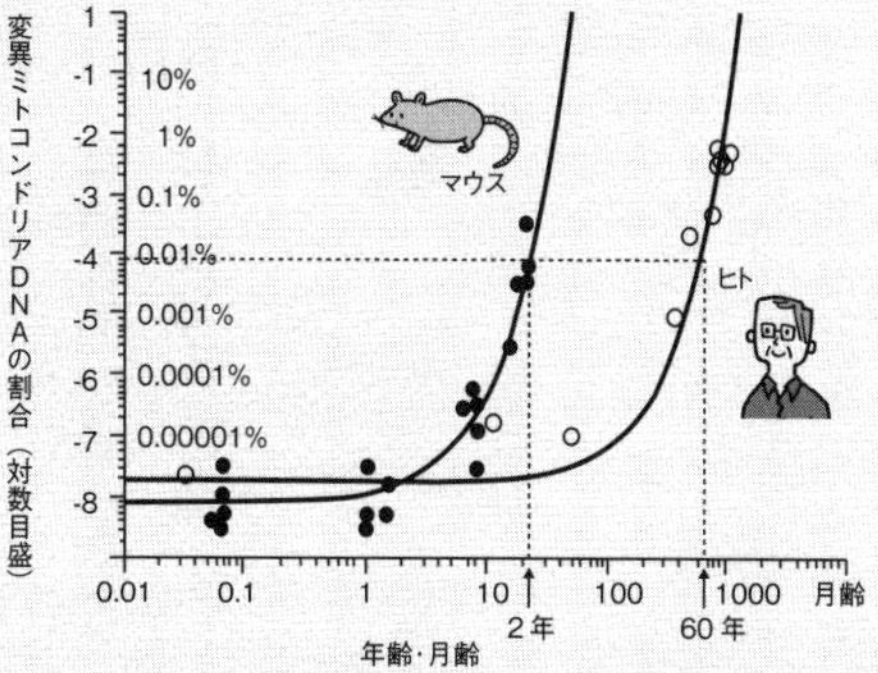

ミトコンドリアDNA変異率の加齢変化を比較。同程度の変異を起こす年齢は、平均寿命・最長寿命のちがいとほぼ等しい30倍。(17)

のＤＮＡを持っています。図１－９に示すようにミトコンドリアＤＮＡの変異率をヒトとマウスで比較すると、二歳（二四月齢）のマウスと六〇歳のヒトの変異率がほぼ同じです[17]。つまりマウスのほうが三〇倍速く変異が増加していることになります。この速度変化も両動物の寿命のちがいとほぼ同じです。

このほかにも免疫能の低下、タンパク質の酸化傷害（第二章図２－７参照）などの加齢変化がマウスやラットではヒトの約三〇倍の速さで起こっています。これらの事実は、種を超えた共通の老化のメカニズムが、それぞれの種に固有の速さで進行していることをうかがわせます。

Column

高齢者の交通安全とリービッヒの桶

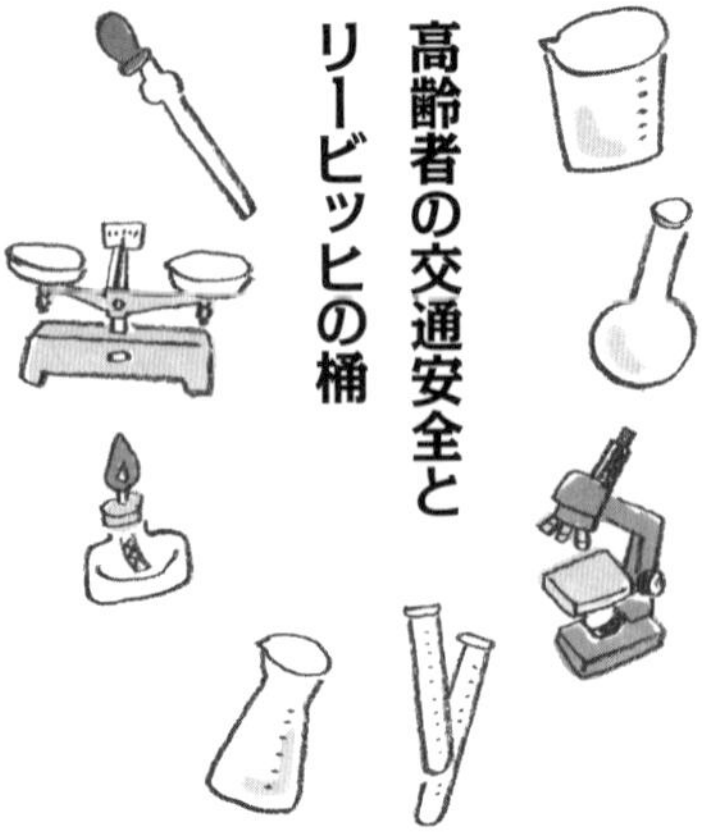

先日バスのなかに『出来たはず　脳と身体に　時差がある』（平成二〇年、警視庁高齢者交通安全川柳より）という川柳が貼られていた。高齢になると生体機能は次第に衰える。しかし、衰え方は一様ではないのだ。肺活量や腎臓の血流量などはかなり急速に低下し、骨格筋力も低下が速い。一方、脳機能の低下はそれほど著しくない。この川柳は老化の本質をよく言い当てている。

使わないために起こる病態を〝廃用症候群〟という。筋肉や関節がかかわる場合は〝不動症候群〟ともいう。最近はロコモ（ロコモーティブ）シンドロームといわれ、生活習慣病の一種とされている。意外かもしれないが、骨格筋と比べて神経伝導速度に代表される神経機能は高齢までかなりよく保たれている。したがって、頭（＝神経）ではわかっているが身体（＝筋力）がついてこないために、とっさの動きができないで思わぬケガをしたり、命にかかわったりする。もっとも、〝とっさの動き〟というのは視力や聴力、筋肉に情報を伝える神経伝導速度などもかかわってくるから、神経と筋肉の総合力の低下が高齢者の事故を増やしているという言い方が正確だろう。

栄養学や作物学では成長や生存に必要な栄養成分の量にかんして〝リービッヒの桶〟という表現が使われる（リービッヒ：19世紀の有機化学者。植物に必須な窒素・リン酸・カリウムなどの栄養素のうちの最小量の成分が成長を規定するという最小律の法則「リービッヒの桶」を発見。理科の実験でも使われるリービッヒ冷却管を発明した）。桶を作っている個々の側面板の長さがちがえば、入る水の量は一番短い板で決まる。摂取する必須アミノ酸のバランスが悪ければ合成されるタンパク質の量は一番少ない必須アミノ酸で規定される。穀物や野菜を栽培するときの肥料（栄養素）のバランスについても同じである。加齢によって起こる生体機能低下にも同様の考えが当てはまる。QOL（生活、人生の質。五八頁参照）やADL（日常生活における自立能力）を高く保ち健康長寿をエンジョイするには、バランスのとれた機能維持が大切だ。どこかの機能が目立って低下すれば、ほかがどんなに良好でも全体的な健康はおぼつかない。廃用萎縮を少しでも遅らせるには身体を使うのがいい、ということだ。

リービッヒの桶

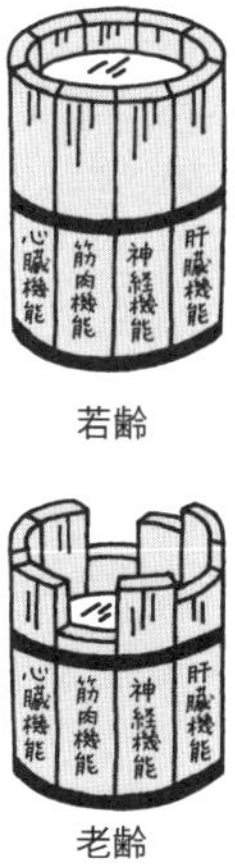

第二章

老いのメカニズム

細胞と生体高分子

老化のメカニズムを考えるに当たって細胞の老化と生体高分子の老化（加齢変化）を分けて考えることにします。生きている細胞と無生物である分子の加齢変化は生物学的な意味がちがうからです。血液のなかに溶けた状態で存在するアルブミン・抗体のほか、脂質・タンパク質などの複合体として存在するリポタンパク質のような細胞の外にあるタンパク質や脂質もあるので、それを考慮するという意味もあります。

バクテリアやゾウリムシのような単細胞生物でも、クラゲやゾウのような多細胞生物でも、すべての生物の基本単位は細胞です。細胞は核酸*（DNA、RNA）・タンパク質・脂質などの高分子物質やアミノ酸や糖、ナトリウムイオンや鉄イオンのような低分子物質（通常分子量が数百以下の化学物質）からできています。核酸とタンパク質は、それぞれ四種類のヌクレオチドと二〇種類のアミノ酸が強い化学結合で結ばれてできた高分子です。細胞が作り出し、通常生体内にあるため人工合成高分子であるポリエチレンなどと区別して生体高分子と呼ばれています。リン脂質やコレステロールのような脂質は、個々の分子がバラバラの状態では高分子とはいえません。しかし、細胞を構成している膜や細胞小器官の膜のなか、あるいは血液中のリポタンパク質（コレステロール・中性脂肪・タンパク質の複合体）のなかでは、タンパク質などとともに多数の分子が弱いながら互いに結合し、平板状や球状の集合体を形成して機能しています。アミノ酸やヌクレオチドが強い化学結合でつながったタンパク質や核酸のような高分子とはちがいますが、一種の高分子状態であると考えることができます。

生命活動は遺伝子やタンパク質、脂質複合体といった生体高分子が適切に働くことによって成り立っています。酵素や筋肉の収縮タンパク質の働きやヘモグロビンや抗体の役割を考えればおわかりのように、タンパク質は生命を直接支えるものとして、特に重要です。もちろん遺伝子やタンパク質が機能する場所は細胞ですから、細胞が大切なことはいうまでもありません。本章では、初めに細胞と老化のかかわりを考え、次に生体分子に注目した老化学説についてお話しします。そ

＊核酸（DNA、RNA）
細胞内のRNAは普通ヌクレオチドから数千、核の染色体DNAでは数千万から2億個以上つながっている生体高分子。ヌクレオチドとは塩基・糖・リン酸からできている核酸の基本単位。

のうえでタンパク質の加齢変化に重点をおいて老いの分子メカニズムを考えたいと思います。

細胞と老化の関係については、たとえば、高齢者がケガをすると傷が治りにくいということから細胞の老化を実感できます。傷の修復には細胞の増殖が必要で、高齢になるとその能力が低下するのです。年をとるにつれて、細胞にはいろいろな変化が起こります。そのことをくわしくみてみましょう。

細胞の老化

個体を作っているのは分裂細胞と分裂終了細胞

多細胞動物の体はどのような細胞から作られているのでしょうか。まずはそこから考えたいと思います。

多細胞動物は一個の受精細胞が分裂を繰り返してできたものです。ヒトの成人の場合、その数は数十兆（約10^{13}）個といわれています。一個の細胞がこの数になるには単純計算で受精細胞は四〇回以上分裂しなくてはなりません。もちろん分裂の結果生まれた細胞がすべて生き残るわけではないので、実際はもっと多く分裂することになるでしょう。

細胞は核・ミトコンドリアのように独自の機能を持つ細胞小器官と細胞質（酵素などのタンパク質、そのほかの物質が溶けてゲル状になったもの）、それらを包みこんでいる細胞膜から成り立っています。

組織や器官が形作られていく誕生前の発生過程では、ほとんどすべての細胞が分裂しています。誕生後の成長過程でも一定の大きさの成体ができるまでは多くの細胞が分裂します。一方で発生や成長の途中で分裂を止めて死んでしまう細胞もあります。この細胞死はほかの細胞が適切に機能するためにあらかじめ死ぬことが決められている場合が多く、プログラム細胞死とかアポトーシスと呼ばれています。ところでちょっと横道に逸れますが、高齢になるとプログラム細胞死（アポトーシス）が増加し、老化ひいては個体の死につながるという言い方がされることがありますが、そういうことはありません。むしろ高齢期にはプログラム細胞死が起こりにくくなるという報告があります。

細胞分裂と細胞死を繰り返していくあいだに機能が異なる細胞が生まれ、脳や肝臓などが形成されます。この過程を細胞分化といいます（図２－１）。分化した細胞は一般に分裂しないか

図2−1　生涯分裂し続ける細胞と、分裂を終えて生き続ける細胞がある

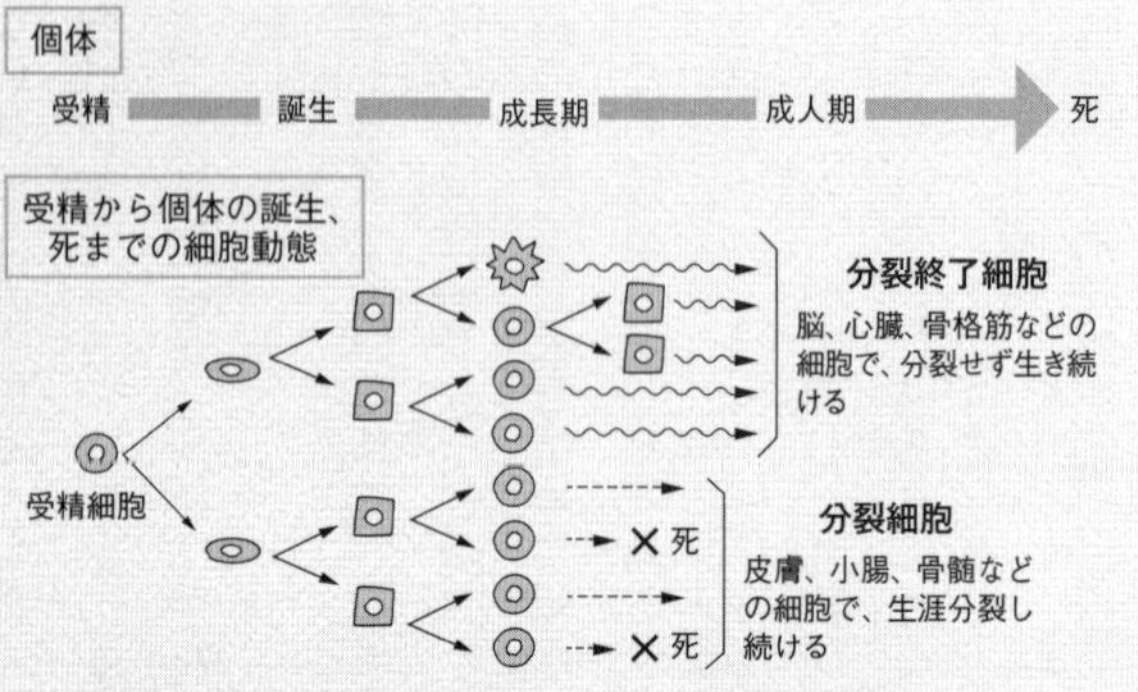

分裂を繰り返し分裂細胞と分裂終了細胞が生まれる。どちらも固有の機能を持つ分化細胞になる。分裂細胞はやがて死ぬ。分裂細胞は高齢でも分裂し続ける。

（神経細胞や心筋細胞など）、ごくゆっくりしか分裂しません（肝臓細胞など）。分化の結果分裂しなくなった細胞は分裂終了細胞（あるいは非分裂細胞）と呼ばれます。分化した細胞と未分化の細胞からなる成長したヒトやネズミには、分裂細胞と分裂終了細胞の両方が存在します。一方、線虫やショウジョウバエの成虫は生殖細胞以外は分裂終了細胞からできています。

　分裂細胞の代表は皮膚の表皮細胞・腸の上皮細胞・骨髄の血液細胞などで、どんな高齢になっても生涯分裂し続けます。これらの細胞は分裂を終えて特徴的な機能（たとえば腸の上皮細胞では消化酵素の産生）を持った分化細胞になったあとは短期間のうちに役割を果たして死に、新たに分裂してできる細胞が次々と分化細胞になってゆくという具合に細胞の交替（細胞回転という）が頻繁に起こります。分化した状態で長期間存在し続けることはありません。赤血球や白血球のような血液細胞は骨髄のなかで分化して血中に出て一定期間働いたあと死んでいきます。血中の血球細胞は分裂しませんが、骨髄のなかの分化前の細胞が常に分裂して、分化した血球細胞を生み出しています。ケガをしたり、献血によって血液を失ったりした場合は、分裂が促進されることでケガが治り、血の量も元通りに回復します。分裂細胞のなかには分化細胞のもとになる幹細胞《かんさいぼう》や分化途中の未分化細胞があります。幹細胞は分裂して幹細胞自身を再生産しつつ、一部は分化して機能を持った細胞になります。

分裂細胞の老化については培養器内（シャーレやフラスコ）で分裂させた細胞が個体内細胞老化のモデルに使われています（後述）。分裂細胞の分裂する能力は加齢で低下しますが、その原因は細胞自体と細胞を取り巻く環境にあります。細胞にはそれ自体に分裂する能力がありますが、ホルモンやそのほかの多くの外部要因によって分裂のスピードが速くなったり遅くなったりします。〝細胞を取り巻く環境（ニッチ）*〟が加齢で変化すると細胞の分裂・分化能力も変化します。

パラバイオーシス*という手法によって老齢個体と若齢個体の血液が

＊ニッチ（niche）
生態学では環境のかたよりのために特定の生物が繁栄できる狭い範囲のことをニッチという。細胞が増殖する生体内の狭い環境（微小環境）を指す場合にも使われる。

相互に交流するように結合して飼育すると、老齢個体のなかの細胞の分裂能力が高まり細胞が〝若返り〟ます[1]。これは若齢個体の細胞が分泌する物質が老齢細胞に作用した結果で、老齢個体のなかの細胞自体は必ずしも大きな加齢変化を受けていないからだと考えられます。つまり、老齢個体の細胞自体の変化は少なく、細胞を取り巻く環境が加齢によって変化しているのです。細胞分裂に適したニッチさえ提供されれば、老齢個体の細胞も分裂できる可能性があることになります。この場合、若齢個体のなかの細胞が老齢個体の物質で分裂できなくなるかというと、そうはなりません。若齢動物細胞の分裂に必要な物質の量が多いため優勢のようです。

大人の体のなかに存在する、分化した分裂終了細胞には二つのタイプがあります。ひとつは普段は分裂しないのに、組織が切り取られたり損傷を受けたりすると残った部分が分裂を始め、元の大きさの組織に戻ろうとする〝可逆的な分裂終了細胞〟です。この力は高齢になると衰えます。

＊パラバイオーシス （parabiosis, 併体接合）
性質のちがう２匹の動物を、血液が相互に行き交うように手術で結合する技術。同じ種の動物でも通常は免疫的拒絶反応が起こって長く生かしておくことはできないが、一卵性双子とみなせるような遺伝子がほとんど同一の近交系＊＊マウス同士の場合は免疫的な問題は避けられるので長期生存が可能である。通常組織の細胞は２匹のあいだを行き来することはないので血液中に溶けている成分の影響を調べるのに使われる。

＊＊近交系
動物実験において遺伝の影響を減らすために、同じ集団内で人為的な交配を繰り返して作った遺伝的に均一性の高い動物。自然交雑で繁殖する野生動物はヒトの集団と同様に遺伝的には個体ごとに異なっている。

たとえば、肝臓の部分切除後の再生は老齢では遅くなることが知られています。これもさきほど説明した分裂細胞の場合と同じで、細胞自体の変化と環境の変化が影響していると考えられます。

もうひとつの分裂終了細胞は〝固定性の分裂終了細胞〟です。発生・成長期に分裂したあとは分化した状態でそれぞれに特異的な機能を果たしながら一生のあいだ分裂しません。代表的なものに分化した神経細胞があります。〝分化した〟と断っているのは、脳神経組織であっても、分裂能力を持つ神経細胞の幹細胞、あるいは未分化細胞が少数ながら存在し、刺激に応答して分裂し分化して機能を持つようになりうるからです[2]（第四章参照）。しかし、分化した神経細胞が分裂するのではありません。未分化な神経細胞が分裂するだけです。記憶にかんしていえば、神経細胞が死んだ場合、新たに分裂した細胞によって以前の記憶が回復するのではなく、新しい分化細胞が新たな記憶を形成するのに役立つ可能性があるということです。神経細胞は、無数の神経突起によってネットワークを形成して生命維持、記憶などの神経伝達機能にかかわっているので、細胞が死ねばネットワークに依存した機能（たとえば記憶）も失われることになるからです。

骨格筋細胞も〝固定性分裂終了細胞〟の一種です。分化した筋肉細胞は通常の細胞と同じように、核をひとつ持った筋肉細胞（単核細胞）が融合することで多数の核を持った大きな機能分化した（収縮能を持つ）細胞になります。これは細胞内に長い筋繊維を持つ細胞（多核細胞）であり、筋管と呼びます。筋肉にはこのような多核の分化細胞のほかに、単核の筋原細胞（衛星細胞ともいいます）と呼ばれる未分化の細胞が存在し、運動やホルモンの刺激に応じて分裂し融合しています。そうすることで、新たな筋管を形成して損傷した筋肉を修復したり、筋肉量を増やしたりするのです。

分裂細胞の老化

個体内の分裂細胞の分裂能力は加齢にともなって低下します。これが分裂細胞の老化です。しかし、どんな高齢者の細胞でも分裂が止まってしまうことはありません。がん化していない正常な分裂細胞を個体から取り出して培養器のなかで適切な栄養素と感染防御のための抗生物質などを加えて培養すると、平均して三、四日から数日に一回の頻度で分裂を繰り返します。

一九六一年、ヘイフリック（Leonard Hayflick）らはヒト胎児の線維芽細胞*（体細胞の一種）を培養し、増殖したものの一部を新たな培地で増殖させることを繰り返すと、ほぼ一定回数の分裂のあとに分裂を停止することを見つけました(3)（これを「ヘイフリックの限界」という）。この発見は動物細胞が無限に増殖できると考えられていた時代に驚きを持って迎えられました。長いあいだ信頼されてきた、ノーベル賞受賞者カレル（Alexis Carrel）の定説〝個体から取り出した細胞は無限に増殖する〟を否定するものだったからです。カレルは受精卵から採取したニワトリ胎児の心臓細胞が無限に増殖すると報告していました。このことは一般向けの著書[4]のなかに「一九一二年にニワトリの胎児の心臓の断片から取った細胞集団は、今日なお二三年前と同じように活発に成長している。本当にそれは永久に死なないのである」と書かれています。

しかしこれはまちがいであることがヘイフリックの研究によって判明したのです。

カレルは受精卵（孵化鶏卵）から採取したニワトリ胎児の心臓細胞が無限に増殖すると報告しました。一九一二年にノーベル生理学医学賞を受賞したこの大学者の研究は広く認められていました。しかし、ヘイフリックがこの報告に異議を唱えたのです。ヘイフリックの研究報告は最初の投稿先の著名な学術誌の編集長から「カレルの研究がまちがっていることはありえない」として却下されたそうです。その編集長は後年、

＊体細胞

生殖によって子孫を作る動物は1セットの遺伝子を持つ生殖細胞（卵子と精子）と卵子と精子の結合から生まれた受精細胞が分裂してできる体細胞（遺伝子セットが２つになるため二倍体細胞という）から成り立っている。各組織を作る体細胞は個体の死とともに消滅する。ごく少数の幸運な生殖細胞（の遺伝子）は子ども・孫・ひ孫と続く子孫の身体のなかに生き続け、永遠の命をつなぐことになる。

発がんウイルスの研究でノーベル生理学医学賞を受賞することになるラウス（Peyton Rous）でした。その後、再現性がないことが判明したカレルの研究報告の問題は、実際に実験を担当した助手の細胞培養法にあったといわれています。細胞を培養するとき、漿尿液《しょうにょうえき》（卵のなかでニワトリの胎児が浮かんでいる液体）のなかに胎児由来の細胞があり、それが培地を交換するたびに培養している心臓細胞に混入していたと考えられるそうです。毎回若い細胞が補充されれば細胞が永遠に生き続けたように見えたのも不思議はないというわけです。件の実験助手はそのことに気づいていたが大先生の前では言いだせなかったという後日談が伝えられています[5]。

少し話が逸れましたが、ヘイフリックの報告以来、分裂する種々の体細胞の分裂能力には限界があることが培養条件下で確認されています。培養された体細胞の増殖に限界があるということは老化のモデルになる、と考えられてきました。特に老化のプログラム説（六一頁）を裏付けるものとして多くの研究者に注目されて、膨大な数の研究結果が報告されています。

培養器内で細胞増殖の限界を調べる場合、ふつうは細胞集団の性質として観察します。そのとき、細胞のエイジを示す指標として集団倍加数（population doubling level; PDL）を使います。細胞は一様に分裂を繰り返すのではなく、なかには分裂が遅かったり、途中で分裂を止めてしまったりする細胞もあるので、集団として数が何倍になったかという集団倍加数という表現をするのです。しかし耳慣れない表現なので本書では単に〝分裂回数〟ということにします。ヒト胎児線維芽細胞*は通常の培養条件では最大五〇～六〇回分裂するといわれていますが、細胞を採取したヒトの年齢が同じでも報告によって相当大きな開き（一五～八〇）があります。また、分裂回数が最大になった細胞集団は、良好な培養条件が維持されれば分裂を停止したまま少なくとも数カ月は生存するとされています。培養器内の細胞の分裂回数には限界があり、分裂回数が最大になると分裂を停止し死滅すると考え、これがヒトが高齢で死亡することと似ているとして、培養器内の細胞がヒトの老化のモデルになると誤解されることがあります(6)。しかし、実は生存し続けているのです。

培養器内の細胞老化が個体内細胞の老化のモデルになると考えられていることを、不思議に思う方もいるかもしれません。しかし、培養器内の細胞老化とヒトの体内で起こる細胞の老化には以下のような関連があり、これが根拠とされています(7)。

＊ヒト胎児線維芽細胞
線維芽細胞はコラーゲンなどを分泌して細胞同士をつなぎ合わせている細胞でどの組織にもある。老化の研究には分裂能力が高く扱いやすいヒト胎児の肺や成人の皮膚の線維芽細胞がよく使われる。分裂が盛んな若い細胞は名前のとおり細長い紡錘《ぼうすい》形だが分裂が遅くなった老齢細胞では広がった不定形になる。

①高齢者の細胞ほど培養器内での分裂の回数が少ない。
②寿命の長い動物の細胞ほど培養器内での分裂の回数が多い。
③早老症患者の細胞は到達可能な分裂回数が健常人の細胞より少ない。
④ある種の酵素（β－ガラクトシダーゼ）の活性が培養器内老化細胞で高いが、高齢個体のなかにも活性が高い細胞が見られる。

このような理由から、倍容器内の細胞はヒトの老化実験モデルになると考えられているのです。そのことを検討してみましょう。

年齢と細胞分裂回数

図２－２Ａは細胞を採取したヒトの年齢と培養器内の最大分裂回数の関係を示したマーチン(George Martin)らの研究結果です。[8] ○～一〇歳のヒトの線維芽細胞では最大分裂回数が約五〇であるのに対して七〇～八〇歳では約三〇です。確かに加齢で低下してはいますが、分裂回数が余命を反映していないことは高齢のドナーの細胞分裂回数をみれば明らかです。七〇～八〇歳では残りの生存期間は平均二〇～一〇年程度であるはずですが、細胞はまだ三〇回も分裂すること

図2−2　細胞分裂回数は、余命と関係ない？

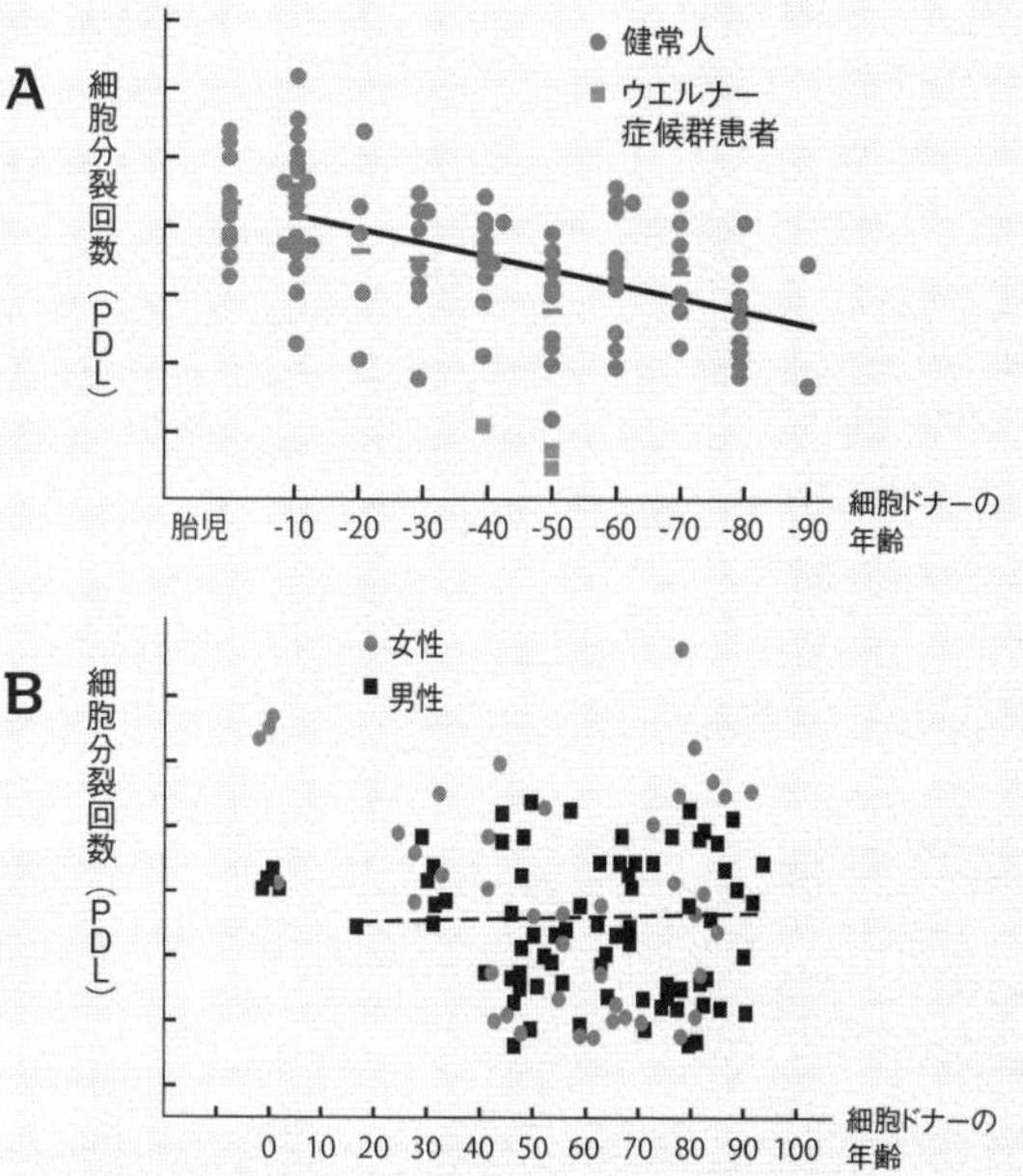

皮膚の細胞を培養し、細胞集団が分裂を停止するまでの分裂回数を示したグラフ。（A）は培養器内の細胞老化（線維芽細胞）の変化で、病気のヒトの細胞や、死後採取された細胞もふくまれていた。(8)（B）は健康と判断されたヒトのみの細胞分裂可能数と、細胞ドナーの年齢を比較している。(9)

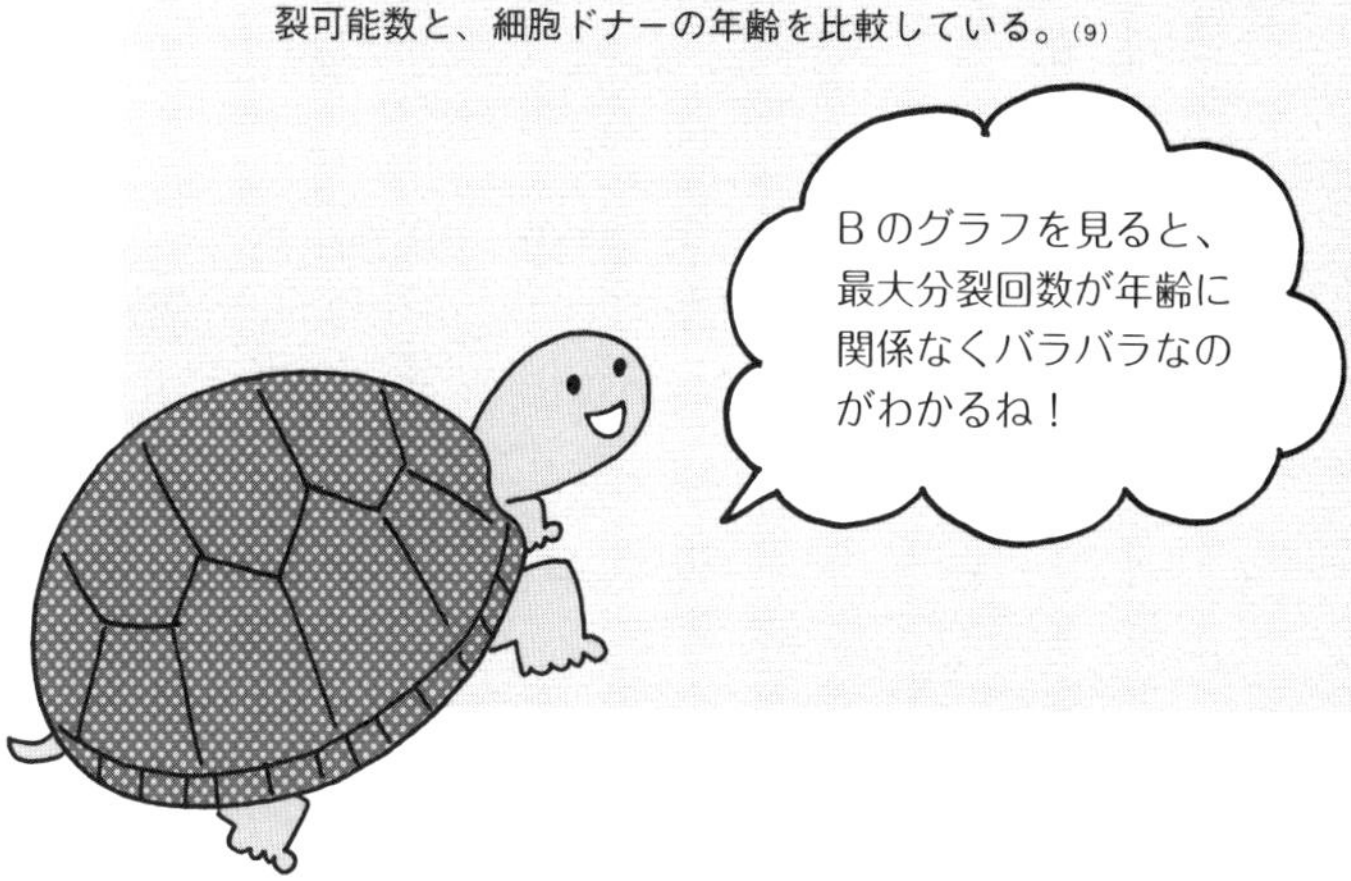
Bのグラフを見ると、
最大分裂回数が年齢に
関係なくバラバラなの
がわかるね！

ができるのです。その上、同年齢でも分裂回数は幅広く分布しています。これが個人差の反映だとすると、三〇~五〇歳で八〇歳並みの分裂回数しかないヒトの老化度は進んでいるといえるのか、逆に七〇~八〇歳で一〇歳代、二〇歳代並みの分裂回数のヒトは生理的に若いのか、などの疑問が生じます。別の研究者の報告では九〇歳のヒトの細胞でも胎児の細胞と分裂能力はほとんど変わりません[9]（図2-2B）。年齢と培養器内の細胞分裂回数の関係については、この論文の著者クリストファロー（Vincent J. Cristofalo）のインタビュー記事に以前の研究とのちがいがどこにあったのかが書かれています[10]。どうやらマーチンらの研究に使った細胞のなかには、高齢で亡くなったヒトのものもふくまれていたというのです。そのために高齢者の細胞ほど分裂回数が少なかったと考えられるわけです。

動物実験で分裂回数と寿命の関係を個体別に縦断的に調べた研究*があります[11]。最長寿命が約三六月のハムスターでは、皮膚線維芽細胞の最大の分裂回数は一二月齢くらいまでは加齢とともに低下しますが、それ以降は、最長寿命に至るまでほとんど変わりません。この研究では切り取った皮膚の細胞を使っているのでその後の個体の運命を死ぬまで追跡できます。一一月齢で死んだ個体と三六月齢で死んだ個体の最大の分裂回数は、どの月齢で比べてもちがいはみられなかったといいます。つまり、到達分裂回数が少ない個体が早死にというわけではないことになります。

この事実も、高齢の、つまり余命が短いと考えられるヒトほど線維芽細胞の分裂回数が少ないという実験結果に疑問を投げかけるものといっていいでしょう。このように培養器内の細胞の分裂回数と個体の老化、あるいは個体内の細胞の老化の関係は、まだはっきりとしていないことが多いのです。

動物の寿命と最大分裂回数

もし、寿命の長い動物ほど最大分裂回数が多いのなら、寿命が分裂可能回数としてプログラミングされているという考えが強く支持されることになります。この点にかんしてよく引用されるのが、動物の線維芽細胞の到達できる分裂回数が多いほど最長寿命が長いという報告です[12]。この報告には、用いられた細胞がヒト・マウス・ラットでは胎児から、ラット・カンガルー・ミンク・ウサギ・コウモリ・ウマでは年齢不詳の成獣から得られたものであるという問題があります。最長寿命が一五〇歳を超えるといわれるガラパゴスゾウガ

＊縦断的研究
老化の研究のように年齢の異なる集団を研究するには、横断的方法と縦断的方法がある。横断的方法は年齢の異なるヒトや動物を同時に調べる方法であり、縦断的方法は同じ集団を長期にわたって追跡調査する方法である。横断的方法では経歴のちがう集団を対象とするために食料事情の変化・気候変動・病気の流行・戦争などの要素が結果に影響する可能性がある。

メの線維芽細胞の最大分裂回数が九〇～一三〇であるという報告もよく引用されますが、一般に長寿といわれるほかのは虫類にかんする報告は見たことがありません。したがって、このカメの数値をほかのは虫類と比べて評価することができません。両生類のウシガエルは最長寿命が一五年程度ですが、細胞の最大分裂回数は六〇～八〇で、ヒトと同等かそれ以上ということになり、は虫類や両生類をほ乳類と同列に扱うのは問題があるといえます。

早老症と細胞の分裂回数の関係

早老症とは、ダウン症候群・ウエルナー症候群・コケイン症候群・ハッチンソン・ギルフォード症候群（プロジェリア）・毛細血管拡張性運動失調症などの遺伝病のことです。マーチンは各種の老化兆候あるいは病態（動脈硬化・白内障・高血圧・骨粗しょう症など）を老化スコアとして数量化し、これらの疾患が生理的老化兆候の一部を早期に示すことから値の高いものを部分的早老症候群と呼びました[13]。このうちウエルナー症候群患者の線維芽細胞は明らかに健常人の細胞よりも低い分裂回数を示します（図２－２Ａ）。この事実は最大分裂回数が遺伝的に決められていて、個体の老化と深いかかわりがあるという主張の有力な根拠とされています。しかし、ＤＮＡ傷害修復異常を示す遺伝病のコケイン症候群や毛細血管拡張性運動失調症の患者細胞の最大分裂回数は健常者と変わりません。寿命が一五〜二〇歳のプロジェリア患者の最大分裂回数は健常人のそれよりやや低い程度でウエルナー症候群ほど結果が明瞭ではないためあまり引用されません。このように、早老症といわれる遺伝病患者の細胞の最大分裂回数が健常人の細胞よりも低いことが複数の研究者によって確認されているのはウエルナー症候群の場合だけといっていいと思います。つまり、必ずしも部分的早老症候群患者の細胞が一般的に分裂回数が低いとはいえないのです。

以上のように培養器内の細胞老化が個体内細胞老化のモデルになるという主張の根拠はそれほど強くないといえます。

前段でお話ししましたが、分裂限界に達した細胞はすぐに死ぬわけではなく、培地を適切に交換するなどしてよく管理すればその状態で何カ月も生きています。このような細胞を分化の最終段階に達した細胞と考える研究者もいます。最終段階に達してからも細胞はエネルギー産生やそのほかの代謝を活発に行っていることがわかっています。この状態の細胞は個体内の分裂終了細胞のモデルと考えることができるかもしれません。

高齢者の組織の細胞にも、培養器内で〝老化〟した細胞と似た変化を起こしている細胞もあります。個体内では分裂しない、あるいは分裂が遅くなった細胞の割合が増加しますが、細胞集団全体が分裂を停止して死んでしまうために組織が機能しなくなることはありません。高齢で細胞分裂能力が低下したためにケガや手術の傷が治りにくくなったり、免疫能力が衰えたりすることは考えられますが、一方で一〇〇歳を超える超高齢者でも細胞は日々必要な分裂を繰り返していて分裂を停止することはありませんから、細胞の寿命が尽きたために個体が死ぬということはないのです。

ヘイフリックの報告から三〇年以上経った一九九〇年代に、無限に分裂する細胞と有限な分裂をする体細胞との決定的なちがいが明らかになりました。前者ではテロメア*という染色体ＤＮＡ*の両末端構造の長さを維持する機構が働いているのに対して、後者ではそれがないためテロメアが次第に短縮して、やがて細胞分裂（染色体ＤＮＡ全体の複製をともなう）ができなくなるというのです[14]。テロメアの短縮は高齢者から採取した組織や細胞にも見られることから、培養器内の分裂細胞の老化と個体の老化との関連があらためて注目されるようになりました。

なお、テロメアは細胞分裂するたびに短縮し、高齢者ほど短いことから、〝生命の回数券〟などといわれることがあります。しかし、寿命がヒトの三〇分の一であるマウスの正常体細胞のテロメアは、ヒトよりも約一〇倍長くテロメラーゼの活性もあることを考えると、テロメアの長さが寿命や老化速度を決めているのではないといえそうです。

分裂終了細胞の変化

さきほど説明したように、個体内には成長後も分裂しつつ分化細胞を生み出して機能する分裂細胞と、分裂を終了した状態で機能している分裂終了細胞があります。そのどちらが老化の進行により大きく寄与しているのでしょうか。

分裂細胞の分裂能力が加齢で低下すれば、傷が治りにくくなります。バクテリアやウイルスの感染を起こした場合、抗体を作るため抗体産生細胞が急速に分裂しますが、細胞分裂能が衰えれば免疫能が低下する可能性があります。したがって分裂細胞は重要です。しかし、傷ついたり機能が低下したりした細胞が生じても、残っている細胞が分裂して機能を補うことがで

＊テロメア

染色体の末端にある特殊なヌクレオチド配列のDNA部分。ヒトの体細胞には46本の染色体があり、それぞれの染色体のなかにあるDNAの両末端にテロメアがある。細胞分裂（DNA複製）のたびに次第に短くなり、ある長さ以下になるとDNAの複製ができなくなるため細胞分裂は停止する。幹細胞やがん細胞ではテロメラーゼ（テロメアを伸ばす酵素）の活性があるためテロメアの短縮が起こらず、細胞分裂の停止も起こらない。

＊染色体DNA

細胞のなかには核のなかのDNAのほかに、少量ながらミトコンドリアのなかにも別のDNAがあるため、それと区別して核のなかで染色体を形成しているDNAを染色体DNAという。染色体1本に1分子のDNAが存在する。ヒトの場合、1本数千万から2億ヌクレオチド程度の長さがある。

図2−3 ヒトの肝臓細胞数は加齢とともに減少する

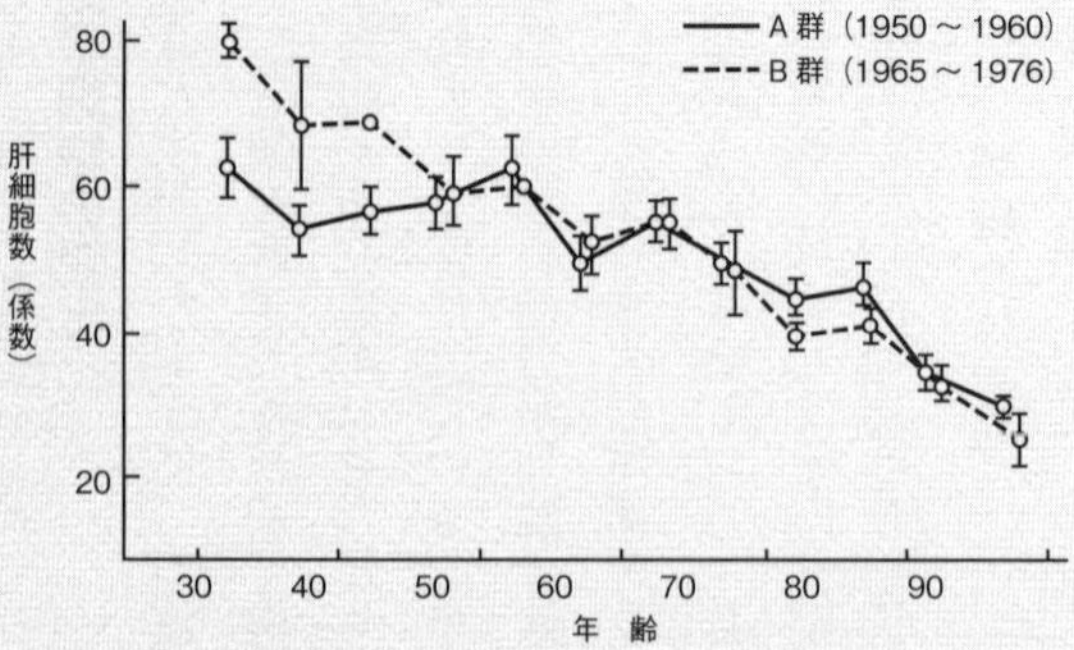

ヒトの肝臓細胞数の加齢変化（廃用性萎縮：32、58頁参照）。肝臓の病理切片を顕微鏡で観察し、細胞数に肝臓体積をかけて割り出した数。(17)

きる点を考えると、神経細胞や心筋細胞のように死んでも代替が利かない分裂終了細胞は一層重要であると考えることができます。ショウジョウバエや線虫のように生殖細胞以外の大半の細胞が分裂終了細胞で成り立っている動物の老化が、神経や筋肉などの機能の加齢による低下という点でヒトやネズミと似ていることからも、老化における分裂終了細胞の重要性がわかります。

かつて中年期以降一日に数万も減少するといわれた[15]脳神経細胞数は、近年の研究で健常人では九〇歳くらいの高齢者でもそれほど顕著には変わらないことが明らかになっています[16]。古い研究には病気、特に神経系の病気で、亡くなった高齢者の組織もふくまれていたため低い平均値が報告されていたようです。神経細胞数の変化が少ないとなると、脳の加齢変化としては細胞の質（代謝能力や神経突起の数など）が重要ということになります。実際、ヒトでもマウスでも高齢になると神経突起の数が減ります。神経突起は記憶・学習をはじめ多くの神経機能に重要な役割を果たしていますから、その減少は認知能力や反射機能などに影響し、生きていく上で大きな支障になっている可能性があります。

加齢による細胞数減少は、可逆性分裂終了細胞である肝臓や腎臓の実質細胞*で起こります（図2－3）。これらの実質細胞には再生能力がありますが、それでも臓器の細胞数が減ります[17]。それは加齢によって活動量や食物摂取量が減って代謝活性が低下するために若いときほど多くの細胞（細胞機能の総量）を必要としなくなるための一種の廃用萎縮*といえるかもしれません。

無数にある老化学説

老化分子生物学者メドヴェージェフ（Zhores A. Medvedev, あと

＊**実質細胞**
各臓器に特異的な機能を果たしている細胞。たとえば肝臓の実質細胞はアルブミンをはじめ多種類の特徴的血漿タンパク質を合成したり、薬物などの外来異物を代謝する酵素を持っている。このほかにどの組織にもあって、臓器を形作るのに役立っている線維芽細胞や栄養供給のための血管細胞などがある。

で説明するエラー破綻説提唱者のひとり）によると老化の仕組みを説明しようとする老化学説は３００を下らないといいます[18]。老化の複雑さを象徴する数字です。老化現象のどこに注目するかによって多様な見方ができることも示しています（図２－４）。

説のなかには特定の細胞や組織の老化を説明するだけのものもありますが、老化はどの細胞、どの組織、どの動物にも起こります。したがって、本章では細胞・組織・動物一般に当てはまる可能性がある説を紹介することにします。いずれもほかの学説と重なり合う部分があり、おたがいにほかの説を否定するものではありません。

マーチンは、老化のメカニズムにかんする説を普遍的メカニズム（public mechanism）説と個別的メカニズム（private mechanism）説に分けて考えることを提案しています[19]。普遍的なメカニズムは〝異なる生物あるいは組織に共通する〟もの、個別的メカニズムは〝一部の生物あるいは

＊廃用萎縮（廃用性萎縮）
「使わなければ衰える」という生理学の概念。一般に使わないと（＝廃用）細胞数や組織量が減り（＝萎縮）、機能が低下する。身近な例は運動不足による筋肉の萎縮である。病気で何日か寝ていたり、無重力の宇宙でしばらく過ごしたりすることで起こるが、活動量が低下した高齢者によくみられ、QOL＊＊の低下や寝たきりの原因になる。高齢期における臓器の分裂終了細胞数の減少も同じようにして起こっていると考えられる。

＊＊QOL
quality of life の略。“生活の質”とか“生命の質”と訳されるが、医学や看護学などの領域では QOL という表現がそのまま使われることが多い。日常生活を不自由なく快適に送ることができる状態を QOL が高いという。

図2−4 老化学説は300以上ある！

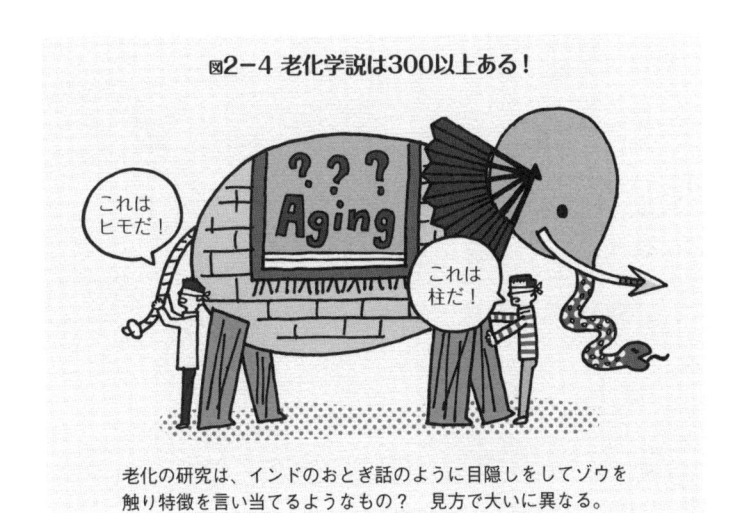

老化の研究は、インドのおとぎ話のように目隠しをしてゾウを触り特徴を言い当てるようなもの？　見方で大いに異なる。

特定の組織にしか当てはまらない〟ものを指します。彼の分類ではのちにくわしく説明する活性酸素がかかわる酸化ストレス説は普遍的メカニズム説の代表といえます。老化研究で使われるモデル動物一般およびヒトに当てはまる考え方はマーチンのいう普遍的メカニズム説を念頭におくべきですから、普遍的といえそうな老化学説を説明し、必要に応じて個別的メカニズム説にもふれることにします。

なお個別的メカニズムには内分泌（ホルモン）系、免疫系、神経系の異常にかんするものがあります。これらの系統の機能異常は、もちろん特にヒトの老化を考える上で極めて重要ですが、いずれの場合も普遍的メカニズムがその基礎にあると考えられますから、ここでは取り上げません。本章で取り上げる説は左記のとおりです。

・プログラム説
・フリーラジカル説（酸化ストレス説）
・突然変異説、ＤＮＡ傷害説
・エラー破綻説
・異常タンパク質蓄積説
・細胞分化異常化説
・ミトコンドリア異常化説

おもな老化学説は三〇年から半世紀以上も前に唱えられたものですが、ほとんどの説は現在でも完全には肯定も否定もされていません。おもに活性酸素がかかわるフリーラジカル説は酸化ストレス説に形を変えてほかの多くの説に関連する考え方になっており、老化研究者からもっとも注目されている説です。

この項では、はじめに普遍的老化学説を紹介し、次の項で活性酸素の関与を中心に老化の分子メカニズムを考えたいと思います。

プログラム説

老化の始まりと進行は〝老化関連遺伝子〟の働きのON／OFFによるとする説。それぞれの動物種にはおよそ決まった寿命があり、一般に寿命が長い動物種では記憶力の低下やがん死亡率などの増加の速度が遅く、逆に寿命が短い動物種では速いので、動物種間を比べた場合、寿命そしておそらくは老化速度も基本的には遺伝で決められていることはまちがいないでしょう。この考えが同じ動物種内の個体ごとの寿命や老化速度のちがいにも当てはまるかどうかについてはわかっていません。後で説明しますが、病気にかかりやすいかどうかが影響するヒトの寿命については、遺伝子多型*のちがいが影響している可能性はあります。老化速度がどのように遺伝的に決められているかはさらに難しい問題で、現在のところ手がかりはありません。

＊遺伝子多型
DNAのヌクレオチドの並び方（配列）は生物種によって異なるが、同じ動物種なら系統や個体がちがっていてもほとんど同じである。ヒトのように遺伝的に不均一な集団では、高い頻度で配列がわずかに変わっている部分があるが、多くの場合、タンパク質の機能にはほとんど影響がない。このわずかなちがいを遺伝子多型と呼ぶ。1個のヌクレオチドの変化でもタンパク質機能への影響が大きい場合は遺伝病となる。

プログラム説が支持される理由のひとつは、「早老症と細胞の分裂回数の関係」（五二頁）でお話しした早老症という病気の存在です。早老症は健常人よりも早期に老化兆候（動脈硬化・白内障・糖尿病など）が現れたり、老化過程全体が早まっているように見えたりして、若くして死に至る遺伝子の病気です。ウエルナー症候群（平均寿命四六歳くらいとされてきたが最近は五〇代半ばまで延びている）、ハッチンソン・ギルフォード症候群（プロジェリア。平均寿命一五歳くらいだが三〇代半ばまで生存する例もある）などが知られています。いずれも原因が単一遺伝子の異常にあることが明らかになっていますが、健常人の加齢過程でこれらの遺伝子の発現が目立って低下するということはないようですから、その発現変化が健常人の老化で果たす役割は不明です[20]。したがって現在のところ〝早老症遺伝子〟の存在が生理的老化のプログラム説を支持することにはならないといえます。

線虫・ショウジョウバエ・マウスでは、ある種の遺伝子が変異して働きがなくなると寿命が延びるという報告が数多くあります。こうした遺伝子は働きが正常だと寿命を縮めている（おそらく老化を促進している）ように見えるという意味で〝老化遺伝子〟（gerontogene）と呼ばれています[21]。では、命を縮める〝老化遺伝子〟がどうして進化の過程で残されてきたのでしょうか。〝老化遺伝子〟は実験室での飼育条件下で見つかったもので、自然界ではその遺伝子が異常化した場合は寿命を延ばさない可能性があります。実際、線虫の長寿変異体daf-2は実験室の条件では寿命が野生型の二倍になりますが、自然界に近い環境下ではかえって短命になるという報告があります(22)。したがってこうした研究が〝自然界で暮らす〟ヒトの老化の仕組みや抗老化の研究に役立つか疑問です。

ヒトでは長寿に影響する遺伝子多型があるという報告が注目されていますが、人種のちがいや異なる集団で確認されている例は少ないようです(23)。このことは老化には多数の遺伝子がかかわっていて、注目する集団によって寿命に関連する個々の遺伝子の影響が異なっているか、食生活などもふくめた環境要因の影響が遺伝に劣らず重要であるためか、その両者の相互作用が効いているからかもしれません。いずれにしても、長寿にかかわる遺伝子多型は加齢関連疾患へのかかりにくさ（抵抗性）に関係しているものが多いと考えられるので生物学的老化の遅延には結びつかない可能性があります。

長命あるいは短命にかんする特定の遺伝子変異の研究が進んでいます。しかし、そもそも健常な動物、あるいはヒトの寿命や老化に多数の遺伝子がかかわっているという考えは、少数の遺伝子が寿命に与える影響が大きいという突然変異動物をモデルとした研究結果とは相容れません。

年齢の異なる同一種の動物や、寿命の異なる動物間の遺伝子発現全体の解析*が行われていますが、寿命のちがい、あるいは老化速度のちがいを決めている遺伝子は見つかっていません(24)。動物種間の寿命のちがいにかかわる遺伝子については個々の遺伝子の影響がさほど大きくなく、多種類の遺伝子の総合的な影響が、種に固有な寿命を決めているのではないかと考えられます。いずれにしても、発生や成長の過程のように段階的に起こる一連の遺伝子発現の変化によって老化が進行している証拠はありません。現在のところプログラム説の実験的支持は少ないといっていいでしょう。

＊遺伝子発現全体の解析
遺伝子発現を調べる研究手法のひとつ。個々の遺伝子の発現を別々に調べるのではなく、多数の遺伝子の発現をまとめて同時に調べる方法で、網羅的解析と呼ばれている。遺伝子は相互に関連し合って発現する場合が多いが、特に多数の遺伝子が関連する病気や老化のような複雑な現象を解析するのに有用な手法と考えられている。

フリーラジカル説（酸化ストレス説）

フリーラジカル説とは、生体内外の原因で生じた反応性に富むフリーラジカル*が、タンパク質・脂質・核酸を傷つけて細胞機能を低下させることが老化の原因であるという、ハーマン(25)（Denham Harman）によって唱えられた説です。生体内でフリーラジカルができる原因はいろいろあります。

（1）安定な分子に電子が結合して生じる

ミトコンドリアは、食物として摂取した炭水化物のなかの水素が酸素と反応して水になるあいだにエネルギー（ATP）を作り出す細胞小器官です。このとき、炭水化物のなかの水素はいったん補酵素に渡されて、その水素が酸素と反応します。この反応は水素が酸素を還元する反応ですが、酸素が水素を酸化する反応でもあります。このときに起こる電子伝達反応で酸素分子が次々と4個の電子と水素を受け取れば水ができて反応は完結しますが（この反応で酸素一分子と水素イオン四個から二分子の水ができる）、酸素分子が電子一個を結合した状態でミトコンドリアから遊離することもあります。こうして生じたものがスーパーオキシドラジカルです。このように、不完全な電子伝達の結果、スーパーオキシドラジカルができるのです。なお、酸素分子は不対電子*を二個持っているラジカルの一種ですが、安定なので通常はラジカルとはいいません。

＊フリーラジカル　＊不対電子

水、水素分子、二酸化炭素などの化合物は、水素と酸素、水素と水素、炭素と酸素のそれぞれの原子が持つ電子をひとつずつ出し合って共有し、対（共有電子対）になり、安定した結合を作っている。この結合を共有結合と呼ぶ。対を作れないでいる電子を不対電子と呼び、不対電子を持つ物質をフリーラジカル（単にラジカルともいう）という。フリーラジカルは一般に反応性が高く不安定である。

スーパーオキシドラジカルは酸化酵素が触媒する反応でも生じます。この場合、酸素分子がほかの物質から電子をもらってスーパーオキシドラジカルになります。たとえば、白血球がバクテリアを殺すのに使う活性酸素スーパーオキシドラジカルはＮＡＤＰＨ酸化酵素の反応で生じます。実際の殺菌に使われるのはスーパーオキシドラジカルからできた過酸化水素が塩酸と反応して生じる次亜塩素酸です。

（２）安定な分子から電子が引き抜かれて生じる

細胞膜のリン脂質中の不飽和脂肪酸からフリーラジカルによって電子が引き抜かれると脂肪酸ラジカルができます。脂肪酸ラジカルに酸素が結合すると脂肪酸ヒドロパーオキシド（過酸化脂質）が生じます。生体外では古くなった天ぷら油や、長いあいだ空気にさらされた油などのなかにできることがあります。室温で液体の料理用油やマーガリンなどには不飽和脂肪酸（のグリセリンエステル）が多く、高温や長時間空気にさらしたりすると酸化されてできやすくなります。

（３）安定な分子が壊され、共有電子対が引き裂かれて生じる

Ｘ線、ガンマ線、紫外線などの放射線のエネルギーで水分子が解裂してヒドロキシラジカルが生じます。たとえば、放射性セシウム（^{137}Cs）の崩壊で出るベータ線や紫外線のエネルギーによって水分子が壊されてヒドロキシラジカルができます。

フリーラジカル説が提唱された当時は、科学的で検証可能な老化学説は皆無といっていい時代でした。ハーマンが大学で化学を修めたあと医学部に入り、医師になって医化学を研究し老化という複雑な生命現象を説明しようとした独創性・先見性は高く評価されるべきでしょう。[26] この説は当初あまり注目されませんでしたが、スーパーオキシドを過酸化水素に変える酵素スーパーオキシドディスムターゼ（superoxide dismutase; SOD）が発見されると、[27] 生体内のラジカルの意義が注目され、老化のフリーラジカル説にも注意が向けられるようになりました。

ハーマンが老化のフリーラジカル説を唱えた当時は、タンパク質などに分子傷害を起こす元凶はラジカル一般とされていました。しかし、生体内で問題になるフリーラジカルはおもにスーパーオキシドラジカルやヒドロキシラジカルのような酸素に由来するラジカルであるため、また過酸化水素のようなラジカルでない酸素種もふくめて考える場合が多いので、現在ではこの説は〝酸化ストレス説〟へと形を変えてもっともポピュラーな老化学説になっています。反応性に富んだ酸素由来の物質をラジカルもそうでないものもふくめて活性酸素種（reactive oxygen species; ROS ＝単に活性酸素ということが多い）と呼びます。

近年は活性窒素種（reactive nitrogen species, RNS：単に活性窒素ともいう）も注目されています。

活性窒素には血管拡張作用のある一酸化窒素（NO：ラジカルの一種）やタンパク質などを傷害するパーオキシナイトライト（ONOO－：非ラジカル）があります。一酸化窒素は血管拡張という重要な生理的役割を果たしていると同時に、スーパーオキシドラジカルと反応してタンパク質を変性させる危険なパーオキシナイトライトを生じます。活性窒素も酸素に由来する反応性の高い物質なので活性酸素の一種と考えることができます。

過酸化水素水はラジカルではありませんが、活性酸素の一種で酸化作用があるために漂白（髪の毛の脱色など）や殺菌消毒（オキシフル・オキシドールなど）などをするときに使われています。生体膜を容易に通り抜ける化学的性質のため、細胞内で生じた場合（酸化酵素の反応などで常に生じている。七七頁参照）、核などの細胞小器官に入り込んでいきます。そこに還元された鉄イオンが存在すると、化学反応（フェントン反応）によって極めて危険な（反応性の高い）ヒドロキシラジカルが生じます。

過酸化水素自体はそれほど反応性は高くありませんが、鉄イオンが豊富に存在する生体内では危険になる可能性を秘めているのです（一五五頁参照）。

活性酸素（とりわけヒドロキシラジカル）あるいは活性窒素（とりわけパーオキシナイトライト）

は反応性に富み、タンパク質・核酸・膜脂質などの生体物質を傷害します。活性酸素はミトコンドリアのエネルギー代謝・小胞体の薬物酸化代謝系・キサンチン酸化酵素が触媒するプリン分解など、酸素を必要とする多くの通常の代謝過程で常に生じています。活性酸素は生物学的老化だけでなく多くの老化関連疾患の原因としても重要です。このことは第三章で詳しくお話しします。

近年見出されているモデル動物の長寿変異体あるいは短命変異体のほとんどが、酸化ストレスに対して抵抗性あるいは感受性を示しますから、寿命や老化は酸化ストレスに対する抵抗力によって左右されているといっていいでしょう。フリーラジカル説（酸化ストレス説）を検証するために実験動物を使ってラジカル補足剤や抗酸化剤の投与実験が多く行われてきましたが結果は決定的ではありません。抗酸化酵素や抗酸化タンパク質遺伝子を取り除いたり、増やしたりした実験の結果も、この説を十分支持するものとはなっていません[28]。

突然変異説・DNA傷害説

原子爆弾の開発にも関係したハンガリーの核物理学者シラード（Leo Szilard）によって唱えられた説で、核DNA*の変異を誘発する放射線が老化

＊核 DNA
動物細胞には核とミトコンドリアに DNA がある。核のなかの DNA を核 DNA、あるいは染色体 DNA という。

を促進するようだという観察に端を発しています[29]。老化研究史の一時期に放射線照射動物が老化促進モデルとして用いられたことがありますが、現在では照射による促進老化は生理的老化とは異なるものと考えられています。放射線は染色体異常を引き起こし、がんの発生を増やすわけですから、高齢個体には染色体異常が多いことや発がん率が加齢とともに上昇することはこの説を支持するように見えます。しかし、核DNAの変異が加齢にともなう細胞機能低下の原因になっているという証拠は今のところありません。しかし高齢で増加するがんの原因として重要であることはいうまでもありません。

一方、前述のようにDNA修復機構に異常がある遺伝病は部分的に早老症状を示すことから、この説をめぐっては活発に研究が行われています[30]。この説の難点は検出される傷害の頻度が低く（一〇〇万個のヌクレオチドに数個以下）、加齢にともなって起こる細胞組織機能一般の低下を説明できないだろうという点です。

エラー破綻説

この説は、細胞の遺伝子発現機構のメカニズム解明を中心に、分子生物学が急速に発展しつつあった一九六〇年代に分子生物学の理論などで活躍していたソ連（当時）のメドヴェージェフとイギリスのオーゲル（Leslie Orgel）がそれぞれ別に発表した説ですが、分子生物学をリードしていた欧米や日本ではオーゲル説として通っています。

遺伝情報の伝達過程、特に翻訳（タンパク質生合成）の暗号解読*においてある頻度でエラーが生じます。解読装置自身がタンパク質からできているために、エラー増幅の悪循環が形成されて異常タンパク質が蓄積する可能性があるというのです。その結果、やがて細胞は機能できなくなり（カタストロフ＝破綻におちいる）、生体機能が衰えて個体は老化するだろうというのがこの説の主旨です[31]。

この説については検証実験を行いやすいこと、生命の本質にせまる新興の分子生物学で老化を説明できるかもしれないという期待から多くの研究が行われました。特に翻訳についてはわたしたちの研究もふくめてくわしく調べられましたが、加齢による目立ったエラーの増加はみられませんでした[32]。その後、細胞内では異常なタンパク質分子が生じても迅速に分解除去されるためエラー増幅の悪循環は起こらないことが明らかになり[33]、期待されたこの説は今では過去のものとなっています。

＊翻訳（タンパク質生合成）における暗号解読
“生命の設計図”といわれるDNAの遺伝情報（ヌクレオチド配列）に基づいてタンパク質を合成すること。ヌクレオチド配列という“暗号”を読み解いてアミノ酸配列に変換するので“解読”という。英語を日本語に訳すような作業になぞらえて暗号解読過程全体を翻訳と呼ぶ。

異常タンパク質蓄積説

ハンガリーのヴェルザール（Fritz Verzar）によって唱えられた説です。コラーゲン分子間に異常な結合が増えるため老化が起こるというタンパク質架橋説として登場しました。実際、分解除去されにくい細胞外タンパク質コラーゲンには種々の化学変化がみられます。現在では高齢動物の組織に、コラーゲンだけでなく機能がなくなったり低下したりした種々の異常タンパク質が蓄積することが明らかになっています。この説はこうしたタンパク質が増加して生体機能が低下するのが老化の原因であると考えます。この考えは検証過程で遺伝情報伝達エラーが増加しないのに、高齢動物の組織には異常タンパク質が多くなるというエラー破綻説の知見と結びつき、異常タンパク質蓄積説へと発展しました。[34] 異常化の原因は翻訳（タンパク質生合成）後の変化によります。翻訳後の変化によって生じた異常タンパク質が蓄積することで細胞機能が低下して、個体が老化すると考えるのがこの説です。のちにくわしくお話しする活性酸素による変化やブドウ糖による変化はその代表的なものです。

細胞分化異常化説

体を構成している細胞は、どれも同じ遺伝子を持っています。しかし、どの細胞・組織にも共通のタンパク質（たとえばエネルギー代謝に関係するタンパク質や酵素など）のほかに、分化した細胞はそれぞれに特徴的なタンパク質を作っています。この性質は通常厳密に保たれていて、肝臓細胞が筋肉タンパク質を作るようなことはありません。

この説では、加齢によって遺伝子発現の調節機構の厳密さが低下して成体組織の分化細胞が本来作らないタンパク質を作るようになることが老化の原因と考えます。この説を唱えたカトラー（Richard Cutler）らは高齢動物の組織に本来起こらないはずの遺伝子発現*が起こることを見つけました[35]。支持する知見は多くありませんが、突然変異のようにヌクレオチド配列変化を起こさない加齢変化が、細胞分化異常あるいは遺伝子発現の半固定的変化を起こす可能性も考えられ、この説は新たな視点から見直されるかもしれません[36]。このような遺伝子発現の調節の仕組みは遺伝（ジェネティックス）に基づくものに対してエピジェネティックス*と呼ばれ、最

＊遺伝子発現
遺伝の設計図をもとにタンパク質が合成されること。この過程は DNA の情報がメッセンジャー RNA に写し取られ（転写）、その情報をもとにタンパク質が作られる（翻訳）という２段階の反応からなっている。

＊エピジェネティックス（epigenetics）
DNA の変化（シトシン塩基のメチル化）やヒストンの変化（アセチル化、メチル化など）によって遺伝子発現の変化が分裂細胞の場合は次世代の細胞に受け継がれる、あるいは非分裂細胞の場合は発現の変化した状態が長期にわたって維持される現象を指す。

近注目されています。

フラーガ（Mario Fraga）らは、一卵性双子間のＤＮＡおよびヒストン*の加齢変化のちがいは若齢期（三歳）ではほとんど見られないのに対して、中齢期（五〇歳）では明らかに見られると報告しています(37)。ヌクレオチド配列は同一のはずの一卵性双子間でも、寿命の一致率は三〇％くらいである（八四頁参照）ことは、疾病への感受性の個人差が高齢になるにつれて顕著になるということと関係するかもしれません(38)。このような変化は、エピジェネティックスによる可能性を示唆しています。

＊ヒストン
核の DNA 結合タンパク質。塩基性アミノ酸（プラス荷電）が多いためマイナス荷電の DNA と強固に結合している。化学変化によって DNA との結合性が変化して遺伝子の発現などに影響すると考えられている。

ミトコンドリア異常化説

ミトコンドリアは酸素を大量に消費してエネルギー（ＡＴＰ）を効率よく産生する細胞小器官であるとともに、活性酸素発生源としても重要です。活性酸素の発生源の近くにあるミトコンドリアＤＮＡは、核ＤＮＡとちがってヒストンのようなタンパク質で覆われていないことなどによって、活性酸素による酸化傷害を受けやすいのです（図４－14参照）。活性酸素のおもな発生源と考えられているミトコンドリアにおいて、酸化ストレスと酸化傷害の悪循環が形成される可能性があります。この説では、エネルギー産生能力が低下するのが老化の根本的メカニズムであると考えます。しかし高齢動物の組織でもＡＴＰ濃度の目立った低下はみられていません。ミトコンドリアの異常が老化に関係しているとすると、ＡＴＰの産生ではなく利用効率が問題かもしれません。あるいは、負荷がかかった際のＡＴＰ産生に問題がある可能性も考えられます。

活性酸素は老化の敵？味方？

活性酸素の発生源としてのミトコンドリア

わたしたちが呼吸している空気のなかには酸素が二一％ふくまれています。酸素はラジカルの一種ですが、特殊な分子構造のために安定で、ほかの物質と簡単には反応しません。しかし、強いエネルギーが加わると活性化されて反応しやすくなります。木片を長いあいだ擦っていると摩擦熱で燃え出すのはこのためです。体内に取り込んだ酸素の多くは、ミトコンドリアで炭水化物や脂肪などのなかにある水素と反応して水になります。この過程でわたしたちが生きていくのに必要なエネルギー（ＡＴＰ）を作り出すのです。ガソリン（水素を含んだ液体の炭素化合物）で自動車が動くのもロウソクや紙（ともに水素を含んだ個体の炭素化合物）を燃やしたときに光や熱が出るのも酸素と水素の反応でエネルギーを取り出すという点では生体内で起こる化学反応と原理は同じです。体のなかの燃焼反応は段階的にゆっくり穏やかに調節された形で進みますが、体外の燃焼は空気中で酸素と直接反応して激しく進行する点がちがいます。体のなかで炭水化物や脂肪を燃やして生体エネルギーを作り出すときもＡＴＰ合成に使われるのは約三〇％で、残りの部分は熱になり、体温の維持に使われたり、放熱で体外に捨てられたりします。

ミトコンドリアは一方で活性酸素の産生源として注目されています。前述（六八頁）しましたが、活性酸素は酸素から作られる反応性の高い物質です。わたしたちが呼吸で取り込んだ酸素の九〇％以上はミトコンドリアで使われます。その酸素を使ってエネルギーを作る過程で、一部の酸素が活性酸素に変わってしまうと考えられています。多くの論文や本には二～三％という数字が引用されていますが実際はもっと少ないようです(39)（〇・一～二％）。生きるために必要な過程で生命を脅かしかねない物質ができるのは皮肉なことです。ミトコンドリアの活性酸素産生は老齢動物で増加するという報告や短命の動物のほうが産生は多いという報告もありますから、活性酸素と老化との強い関連がうかがえます。

活性酸素の発生源としてはミトコンドリアがもっとも注目されていますが、次項で説明するように細胞内の種々の酸化酵素*が触媒する反応でも活性酸素が発生しています。

ミトコンドリア以外の活性酸素発生源

ミトコンドリアの働きのなかで生じる活性酸素は、電子伝達というエネルギー産生過程の不完全さのために発生します。一方で、生体内の酸化酵素反応では、本来の化学反応のなかで活性酸素が生じます。

酸化酵素にも種類があり、薬物などの生体内にない物質を代謝する小胞体（細胞小器官の一種）の電子伝達系や、プリン塩基から尿酸を産生するキサンチン酸化酵素、活性酸素を作ってバクテリアを殺す白血球のＮＡＤＰＨ酸化酵素、生理活性物質プロスタグランジンやロイコトリエン合成にかかわる酸化酵素などがあります。これらの酵素反応では、酸素に電子一個が結合する結果スーパーオキシドラジカルが生じます（図２－５）。

＊酸化酵素
物質の酸化反応や還元反応にかかわる酵素を酸化還元酵素という。酸化還元反応では片方の物質が酸化されればもう片方の物質が還元されるというように酸化反応と還元反応はいつも一緒に起こる。酵素反応の場合、反応にかかわる物質のどちらに重点をおくかで酸化酵素と呼んだり、還元酵素と呼んだりする。

図2−5 活性酸素は体内の反応の主産物や、副産物として生じる

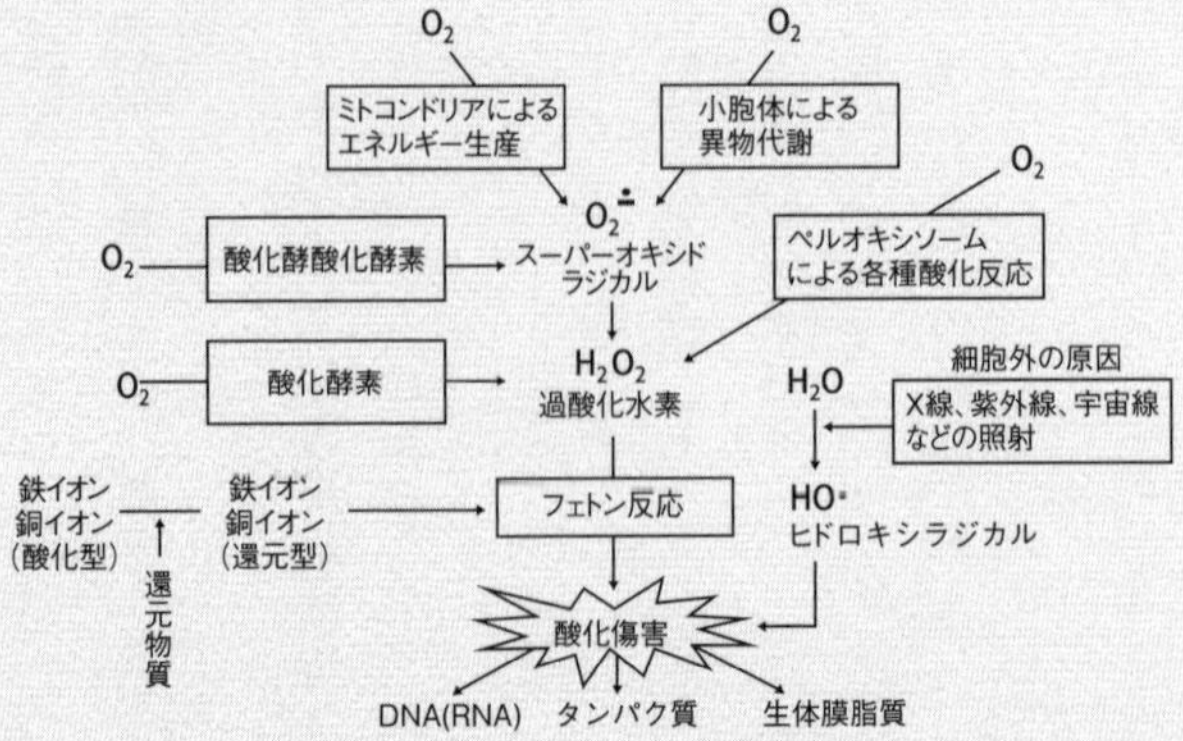

活性酸素の発生源はミトコンドリア、小胞体のような細胞小器官、酸化酵素のほか細胞外からの放射線照射がある。

こうして生じたスーパーオキシドラジカルの大半は分解酵素ＳＯＤによって過酸化水素に変えられます（九九頁参照）。

モノアミン酸化酵素、グルコース酸化酵素、Ｄ−アミノ酸酸化酵素などの反応では酸素と電子二個が反応する結果、活性酸素である過酸化水素が生成されます。このように生体内の酸化酵素反応では副産物あるいは主産物として活性酸素が生じます。副産物とは反応でやむなくできてしまう物質という意味です。主産物とは反応によって、本来作るべき物質のことです。このように生体内では細胞が活動している限り常に活性酸素が生じているのです。

生じた過酸化水素の大半はカタラーゼあるいはグルタチオンパーオキシダーゼ（一〇二頁参照）

図2−6 いろいろな要因が活性酸素がDNAを傷つける

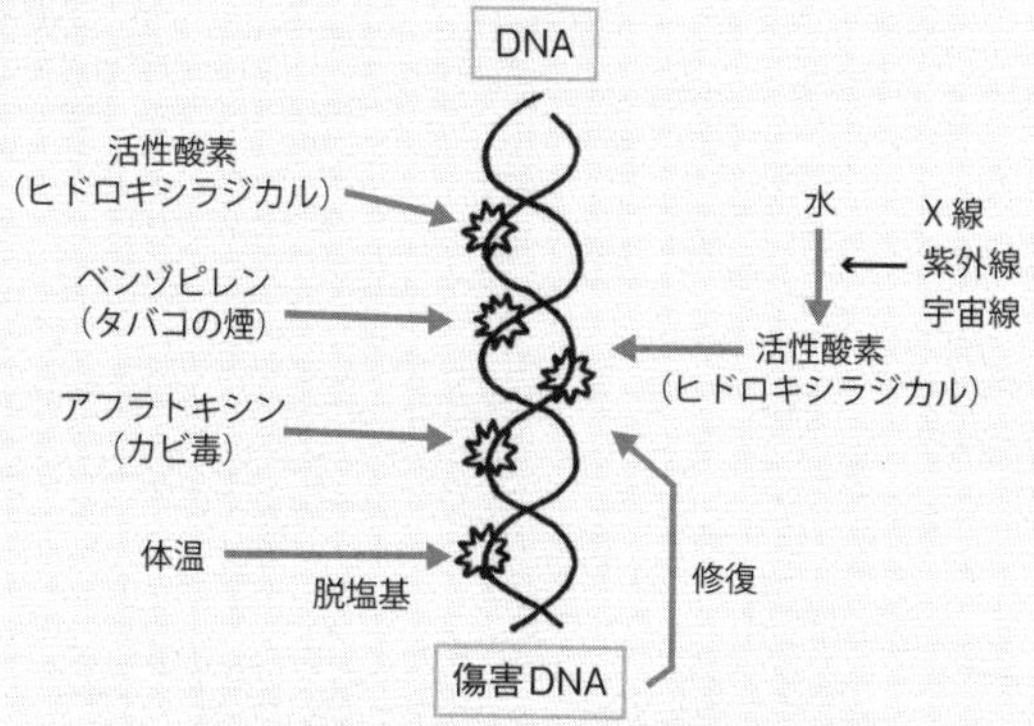

DNAの傷害要因と修復。DNAは生体内外の傷害要因にさらされているが、傷害の大半は修復される。

によって水と酸素に変えられて無毒化されます。「フリーラジカル説」で説明しましたが、過酸化水素の一部は鉄イオンが触媒する非酵素的な反応で反応性が高いヒドロキシラジカルになり、生体高分子を傷害します。

このほか、X線・ガンマ線・紫外線・宇宙線などの放射線照射や体内に取り込まれた薬物・毒物や食物成分などの化学物質からも活性酸素が生じます。放射線の場合、照射エネルギーによって体内に大量にある水分子（H_2O）の化学結合（HとOのあいだの結合）が切れて傷害性の高いヒドロキシラジカルができるのです。放射線障害でがんになるのは、DNAへの直接作用もありますが、多くの場合この水から生じたヒドロキシラジカルによるDNA傷害が原因と考えられています。放射線に対する感受性が大人よりも子どものほうが高い理由のひとつは体内の水分の割合が子ども、特に幼児のほうが大人に比べて多いことによります。大人でも体内脂肪が多い人のほうが水分の割合が少ないため確率的には放射線障害を受けにくいことになります。

ヒドロキシラジカル、そしてタバコの煙の成分、カビ毒などＤＮＡ傷害を起こす可能性がある物質は身近にたくさんあります（図２－６）。放射能が特に発がん性が高いというわけではないのです[40]（放射能については第四章「運動不足と放射線の発がんリスク」二〇七頁参照）。

活性酸素は生体にとって必須でもある

活性酸素は酸化ストレスを引き起こす元凶としてしばしば悪者扱いされますが、身体にとって必要な場合も多いのです。たとえば、わたしたちの身体にバクテリアが侵入した場合、生体防御の第一線で働く白血球は活性酸素を産生・放出して殺菌します。この機能が損なわれるとひどい感染症を起こすことになります。実際、白血球の活性酸素産生機能が障害された遺伝病患者は病原菌から隔離された環境で生活する必要があります。発がんの抑制に働くリンパ球の一種ナチュラルキラー（ＮＫ）細胞が、がん細胞を殺す場合も活性酸素を使っています。また、生体内には情報伝達（ネットワークを作って働く酵素間の情報のやりとり）や遺伝子発現の調節などで活性酸素が必要なシグナルになっている反応がたくさんあります。

このような機能にかかわる活性酸素はいわば〝善玉〟活性酸素といえるでしょう。したがって、すべての活性酸素を悪玉扱いにして、抗酸化物質などによってこれをむやみに抑え込もうとするのはむしろ有害である、ということになります（一四九頁参照）。

生体高分子の加齢変化と老化

DNAの加齢変化

本章では、初めに細胞の老化を考えましたが、前項でお話しした老化学説ではおもに生体高分子の加齢変化が問題でした。そこで次に生体高分子の変化が老化とどのようにかかわるかをみてみましょう。

生体のなかにも外にも、細胞のDNAを傷つけるものはたくさんあります（図2－6）。活性酸素のほかに、宇宙線や紫外線などの照射、タバコの煙のなかのベンゾピレン、カビ成分のアフラトキシンなどの化学物質によってDNAが変化することはよく知られています。そのほかに体温程度の温度でも塩基がDNAの鎖からとれてしまう反応も、低い確率ですが自然に起こっています。これはDNAのなかの糖と塩基の結合の化学的性質によりますから、避けようがありません。

活性酸素は特にグアニン塩基と反応しやすく、核DNAの場合、酸化修飾体の8-ヒドロキシグアニンがグアニン塩基一〇〇〇万に数個程度存在します。この程度の少ない変化でも、DNA複製のとき、突然変異を起こして細胞をがん化させる可能性があります。変化した数が増えれば、遺伝子の機能に影響することも考えられます。活性酸素にさらされる機会が核よりも多いミトコンドリアのなかのDNAの酸化傷害は、核DNAの数倍~一〇倍にもなり、ミトコンドリアの機能障害を起こす可能性もあります（図4-14参照）。生じた傷害が修復されなければ、一生のあいだには相当の損傷が蓄積することになるでしょう。

こうした事態に対処するために、細胞には傷ついたDNAを修復する機能が二重三重に備わっています。ほとんどの場合、酸化傷害もそれ以外の原因による変化も修復酵素によって元の形に戻されて、大事には至らないで済んでいるのです（図2-6）。こうした機能はバクテリアや植物から動物まですべての生物に備わっています。進化を通じてDNA傷害修復機能を獲得するのがいかに重要だったかわかります。

しかし、この機能が低下すれば危険は増大します。寿命の短い動物では、DNA傷害修復活性が弱いという報告や、加齢とともに修復活性が低下するという報告があります。傷害が適切に修復されなければ、細胞が突然変異を起こしてがん化したり細胞機能が損なわれたりする可能性があります。逆に活性を高めれば有益な効果が期待できるということです。わたしたちの研究では老齢ラットに定期的な運動をさせるとDNA修復活性が高まることが明らかになっています（二〇一頁参照）。

核DNAでは、塩基の変化以外に染色体DNA末端のテロメアの短縮が起こります。細胞老化の研究で見つかったこの現象は高齢者の組織やリンパ球などの生体内の細胞でもみられます。免疫反応が起こるためには抗体を産生するクローン細胞の大幅な増殖が必要ですが、高齢者における免疫機能低下はリンパ球にみられる加齢にともなうテロメア短縮が原因のひとつになっている可能性があります。おもに分裂終了細胞からなる肝臓や腎臓といった臓器でも高齢者ではテロメアの短縮がみられますが[41]、その原因や組織機能への影響は明らかではありません。

ミトコンドリアDNAについては、第一章でマウスとヒトの寿命のちがいとの関連でお話ししましたが、脳・心筋・骨格筋などのおもに分裂終了細胞からなる組織で加齢にともなって異常化することが注目されています。ＤＮＡが部分的になくなったり、塩基の酸化傷害が起こったりするのです。ヒトのミトコンドリアＤＮＡの遺伝的多型と長寿が関係するという報告もあります[42]。

タンパク質の加齢変化

(1) 異常タンパク質の蓄積

老化を分子レベルで研究しようとするとき、まず生命の設計図ともいえるＤＮＡが注目されます。しかし、設計図だけでは生命は成り立ちません。設計図をもとに作られたタンパク質が生命を成り立たせているのです。ＤＮＡや細胞膜を作る脂質も重要ですが、生命活動は何千種類という酵素やダイナミックな細胞構造を作るタンパク質が適切に機能しなければ成り立ちません。タンパク質が異常になれば生命活動に悪影響が出ると予想されます。ＤＮＡや生体膜脂質は、傷害を受けたりあるいは異常になったりしても、その合成・分解や傷害の防御・修復にかかわる酵素やタンパク質が適切に機能すれば、問題を解決して生命を健全に維持することが可能になるでしょう。神経系・免疫系・内分泌系の機能、そのほか種々の細胞・組織機能の加齢にともなう活性低下にはなんらかの形でタンパク質の異常化が重要な役割を果たしているにちがいありません[43]。

加齢とともに、本来の機能が失われた、あるいは低下したタンパク質が増加します。このようなタンパク質を異常タンパク質と呼んでいます。異常タンパク質は細胞機能に無益であるばかりでなく、積極的に害を及ぼすこともあります。

見つかっている異常タンパク質の多くは酵素です。タンパク質はもともと熱に弱いのですが、高齢動物の組織にはいっそう熱に弱い分子が増えてきます。こうした酵素はわずかに熱を加えるだけで活性が低下してしまいます。このことを利用して体内から取り出した酵素を加温することで異常分子の存在を知り、異常化の程度を調べることができます。しかし、酵素以外のタンパク質の場合は異常を見出すことは簡単ではありません。病的な老化では顕著な異常タンパク質の例も知られています。

アルツハイマー病患者の脳神経細胞内には神経原繊維変化（paired helical filament: PHF）と呼ばれるタンパク質の凝集物や、細胞外にはβ－アミロイドという難溶性タンパク質の集合体が増えています。神経原繊維変化の本体は異常にリン酸化されたタウと呼ばれるタンパク質です。ともに認知症でない高齢者の脳にも存在しますが、アルツハイマー病患者の場合には量が多いため、神経細胞を傷害し認知機能障害の原因になる異常タンパク質とされています。このほか老人に多い神経疾患のパーキンソン病患者脳にも、別のタンパク質（α－シヌクレイン）の凝集物がみられます。さらに、加齢にともなって増える神経変性疾患では神経細胞内外に異常タンパク質が蓄積する例が数多く知られています。これらの神経疾患はタンパク質の構造異常が直接的な原因と考えられていて、〝タンパク質構造病〟とも呼ばれています。

白内障におけるレンズの濁りの原因になるタンパク質（本来は透明の水晶体成分のクリスタリン）の凝集物も加齢で増加する異常タンパク質の一種です。クリスタリンは合成されると生涯ほとんど作りかえられることなく何十年にわたって体温や光にさらされたり、糖と反応したりして、異常化します。この異常化によって、レンズの透明度が低下していきます。その結果が白内障です。研究室で飼育されているマウスやラットのレンズも、高齢になると白濁してくることがあります。ヒトの白内障は六〇、七〇歳ころから増えてきますが、ラットやマウスでは二、三歳で起こります。白内障はヒトや動物で共通に起こる生理的老化の現れなのです。

(2) 活性酸素傷害で異常タンパク質が生じる

生体内では異常タンパク質はいろいろな原因で生じます。活性酸素による酸化変化はそのおもなものです。タンパク質が活性酸素に出合うと、そのアミノ酸残基（タンパク質のなかのアミノ酸）が活性酸素と反応して化学変化を起こします。変化を起こしやすい部分は、タンパク質の機能にとって重要な部分が多いので、酸化を受けたタンパク質は機能が低下したり、なくなってしまう可能性があるのです。図２－７はタンパク質異常化の指標によく使われる酸化変化構造であるカルボニル基*の加齢変化をみたものです(44)。どの動物でもだいたい平均寿命を超えたあたりから増えています。

そのほかのおもなタンパク質変化の原因として次項で説明するブドウ糖による化学変化があります。

(３) ブドウ糖によるタンパク質の変化と老化

ブドウ糖は化学構造上、アルデヒドの一種で、ホルマリン（ホルムアルデヒド）の仲間です。ホルマリンは液体のなかで組織を固定するのに使われますが、そのとき組織のタンパク質と反応します。作用ははるかに穏やかですが、アルデヒド基を持つブドウ糖も同様にタンパク質と反応します。活性酸素による酸化変化はおもに細胞内で起こりますが、ブドウ糖は血液のなかに高濃度に存在するため、変化はおもに細胞外のタンパク質に対して起こります。コラーゲンは細胞外にあって変化を受けやすい上に代謝回

＊カルボニル基
タンパク質中のアミノ酸が酸化されて生じる化学構造。比較的簡単に測定できるため酸化ストレスの指標としてしばしば使われる。

図2－7 平均寿命を過ぎたころから酸化傷害は増える

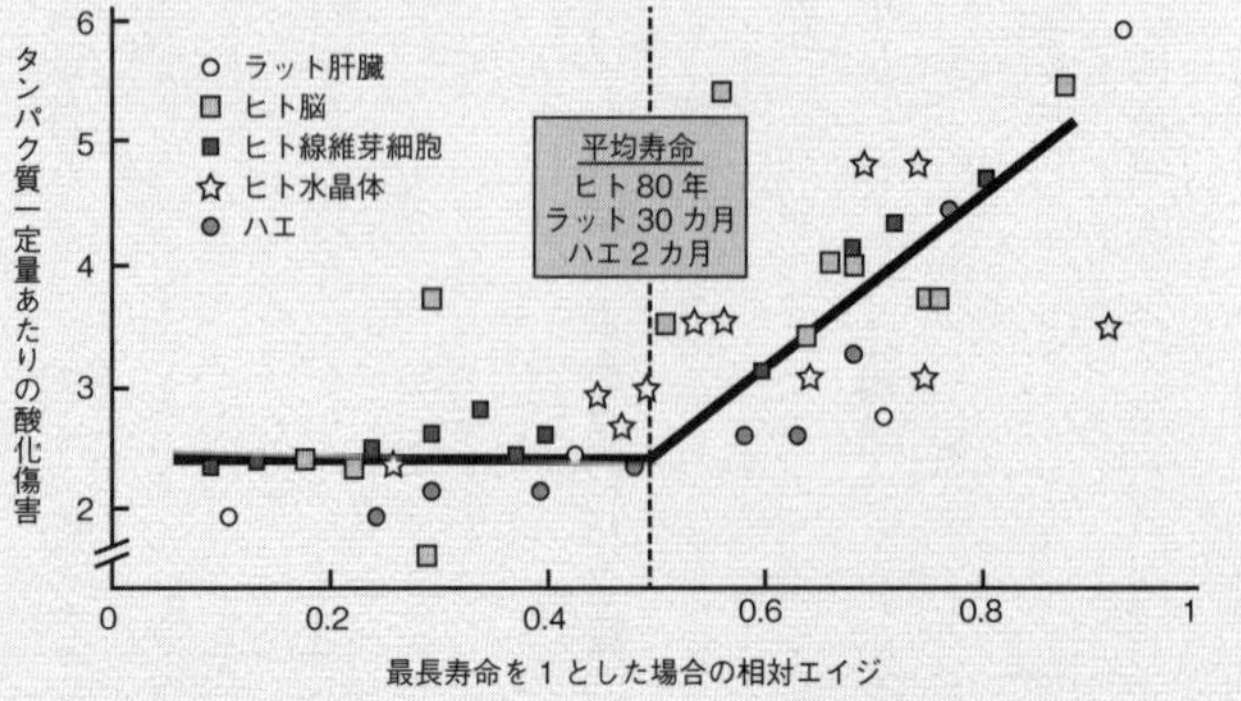

種々の動物のタンパク質酸化傷害（カルボニル量で測定）の加齢変化。どの動物でも平均寿命を過ぎるころから傷害が増大する。(41)

転（次項参照）が遅いので修飾体が増加しやすいタンパク質です。細胞内に入ったブドウ糖は一般にすぐ代謝されてしまい、また細胞内タンパク質は細胞外タンパク質に比べて代謝回転が速いため、修飾体が蓄積しにくいのです。血液生化学検査で糖尿病の診断に使われるヘモグロビンＡ１ｃ（ヘモグロビン・エーワンシー）は、赤血球内のヘモグロビンがブドウ糖と反応して変化したものです。ヘモグロビンは細胞内でほとんど分解されず、その上赤血球は白血球に比べて寿命が長いため（ヒトでは約一二〇日）、高血糖の痕跡を検出しやすいのです。

ブドウ糖はすべての細胞にとってエネルギー源としてもっとも重要な物質です。食後にはデンプンの消化で生じたブドウ糖が吸収されて急速に血

図2－8 ブドウ糖は諸刃の剣。一部はAGEに変化！

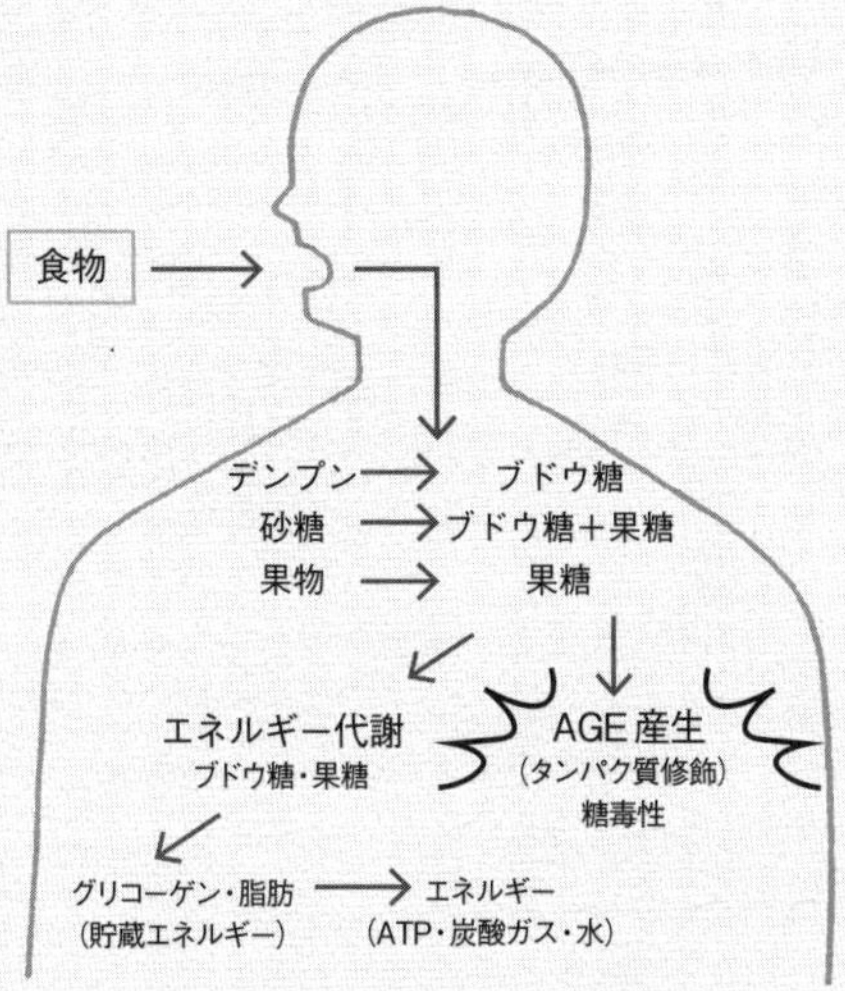

糖分は体内に吸収され血糖となる。エネルギーとして使われたり脂肪などの形で蓄えられたりするが、一部は糖毒性を現す。

糖値が上がります。それを感知したすい臓から分泌されたインスリンによって、ブドウ糖は各組織に取り込まれてエネルギーになります。余った分は骨格筋、肝臓、脂肪組織などに取り込まれて、合成されて高分子のグリコーゲンとして貯蔵されたり、代謝されて脂肪に合成されて貯蔵されたりします。組織内への取り込み効率、利用効率が低下すると血糖値が下がらず、ブドウ糖と反応したタンパク質が増えることになるのです（一二六頁参照）。

血糖値は、食間や睡眠中もインスリンやグルカゴンなどのホルモンの働きによって常に一定範囲の濃度に保たれています。インスリンの過剰分泌や投与で低血糖になるとエネルギーの産生不足（特に脳）が起こり、意識を失ったり、死亡したりすることもあり、大変危険です。一方、糖尿病ではブドウ糖の細胞への取り込みや利用効率が低下するために、食後の血糖値の下がりが遅くなります。そのためブドウ糖によるタンパク質の変化スピードが高まり、血管のタンパク質が傷つき糖尿病合併症（網膜症・神経症・腎疾患など）を発症することになるのです（図2―8、一二六頁参照）。このように、糖尿病は病的老化を促進すると考えられ、早老症の一種とみなす研究者もいます。

ブドウ糖とタンパク質の反応は酵素の働きなしで起こり、グリケーション（非酵素的糖化）と呼ばれます。グリケーションの一連の反応からさまざまな化合物が生じますが、進行した反応で生じる化合物は後期グリケーション産物（advanced glycation end product; AGE）と呼ばれます。AGEは加齢で増加し、動脈硬化や白内障などの早老症状を起こす原因になります（一二四頁参照）。血管内でAGEが増えると動脈硬化に、レンズ内でAGEが増えると白内障などの早老症状を起こす原因になるのです。また、皮膚コラーゲン内でAGEが増加することは、紫外線傷害とともに皮膚の老化を進める原因のひとつです。

タンパク質とブドウ糖との反応は活性酸素との反応も引き起こして糖化酸化反応を促進し、事態をさらに悪化させることにもなります（図3－2参照）。

（4）タンパク質の代謝回転：異常タンパク質の分解

生物の身体を構成するタンパク質はいつまでも同じ状態で留まっているのではなく、合成されたあとしばらくすると分解され、再び遺伝子の指令に基づいて新たな分子が合成されるというサイクルを繰り返しています。量的には一定不変のようにみえても分子は常に置きかわっているのです。これを代謝回転といいます。代謝回転によってわたしたちの体の細胞内タンパク質は平均すると二日か三日で約半分が入れ替わっています。コラーゲンのような代謝回転の遅い細胞外タンパク質を除くと一カ月のあいだにタンパク質の大半は新たな分子に替わっていることになります。

神経細胞や心臓の筋肉細胞のように、細胞としては生涯置きかわりがない分裂終了細胞の場合でも、タンパク質をはじめ細胞膜脂質、ＲＮＡなど大半の細胞成分は一、二カ月ほどのあいだにほとんど入れ替わっています。分子としては別人になっているといってもいいでしょう。

このダイナミックな動きは生命の維持に大変重要です。なぜなら細胞内で常に生じている異常タンパク質を除去し、分解によって生じたアミノ酸を再利用しなければ、細胞の働きに支障が出るでしょう。また、細胞内外の変化に応じて不要になったタンパク質を壊し、生じたアミノ酸を使って新たに必要なタンパク質を作らなくてはなりません。

代謝回転の重要性を一九四〇年代に初めて指摘したのはドイツの研究者シェーンハイマー（Rudolf Schoenheimer*）です[45]。彼は発見されて間もない同位元素*を使って、生体内で新たに合成されるタンパク質や脂質にしるしをつけて（標識して）その動きを追跡しました。

たとえば、同位元素をふくんだアミノ酸を投与すると、そのアミノ酸を使って合成されたタンパク質が同位元素でしるし付け（標識）されます。こうして通常の元素からできている既存の分子と新たに合成された標識分子を区別して調べることができます。その結果、細胞のタンパク質の量は不変なのに、標識分子は時間とともに減っていることが明らかになりました。タンパク質は常にできては壊れ、壊れてはできるというダイナミックな変化をしていたのです。生体物質は作られたあと、そのまま体内に留まり一定不変と考えられていた時代の画期的発見でした。合成と分解という過程は酵素による代謝反応がかかわっているの

＊ Rudolf Schoenheimer
1898年ベルリン生まれ。ナチスの勃興とともにアメリカに移住。重水素の発見でノーベル化学賞を受賞したユーレイがいたコロンビア大学で重水や重窒素をふくむアミノ酸などの化合物を使って、代謝の研究を行い、同位元素標識法を開発して生命科学に新たなページを拓いた。当時世界をリードしていたドイツの科学者がアメリカに逃れて科学の発展に貢献したため“ヒットラーの贈り物”といわれたひとり。

でこれを代謝回転（metabolic turnover）と呼びます。

わたしの恩師水野伝一先生（現・東京大学名誉教授）は若いころシェーンハイマーの業績に感銘し、彼の著書『The Dynamic State of Body Constituents（生体成分の動的状態）』（一九四九年）を翻訳しました。私は大学院時代に先生の分厚い手書き原稿を拝見したことがあります。生命科学の歴史のなかではワトソンやクリックらによるＤＮＡ構造の解明（一九五三年）と引き続く分子生物学の発展の重要性はいうまでもないことですが、画期的な手法を使って動的平衡*という生命の基本的な原理を明らかにしたシェーンハイマーの貢献もそれに劣らず評価に値します。分子生物学の黎明期・発展期に多くの若い生命科学研究者が読んだといわれるシュレーディンガー著『生命とは何か』（一九四四年、岩波文庫）は物理学者の視点からみた遺伝の仕組みに重点をおいて書かれていて、シェーンハイマーの動的平衡についてふれていないことをわたしは残念に

＊同位元素
水素（質量1）と重水素（質量2）のように、同じ原子番号の元素で質量がちがう原子。同位元素をふくんだ物質も、そうでない物質も化学的性質は同じなのでアミノ酸などの化合物を標識して代謝過程を追跡するのに使われる。シェーンハイマーは安定同位元素で標識したアミノ酸などを使ってタンパク質などの運命を追跡する研究を行った。その後の研究では放射性同位元素がよく使われている。

＊動的平衡
生体物質が絶えざる合成と分解によって変化しているのに、両者のバランスがとれているため、見かけ上、量的な変動がみられない状態をいう。一般的には逆方向の反応が同じ速さで同時に進行している平衡状態のこと。

思ったものでした。

ともあれ生体成分の動的平衡の概念は、生命の本質にかかわる重要なものと考えられます。生命現象の衰退過程である老化を研究するにあたって、特にタンパク質の代謝回転の問題は、わたしの基本的な考えとなってきました[33][43][46][47]。

動物が年をとると細胞のタンパク質を分解する活性の働きが衰えるとともに合成活性も低下し、代謝回転が遅くなります。異常化したタンパク質や不要になったタンパク質は、代謝回転の遅れによって生体内に長く留まることになり、細胞機能に悪影響がでる可能性があります[33]。タンパク質の分解効率は、分解半減期*や分解酵素の活性から推定することができます。

わたしたちやほかの研究者は、老齢動物の細胞や組織ではタンパク質の分解半減期が延びて、タンパク質が壊れにくくなることを明らかにしました[48]。たとえば、マウスの肝臓細胞内に導入されたタンパク質（卵白リゾチーム）の分解半減期は、若齢の細胞で二四・八時であるのに対して老齢では五三・七時間でした（図2－9）。酸化変性したものでは若齢で一五・一時間、老齢で二七・二時間でした。いずれの場合でも老齢動物の細胞でタンパク質が壊れにくくなっていまし

＊分解半減期
物質が分解するとき、一定時間経つごとに半減してゆくような変化をする場合がある。これは分解が一種の確率現象であることを示している。このとき半分になるまでに要する時間のことを分解半減期という。確率現象である放射性物質の崩壊も同様に一定時間ごとに半減するような時間変化で起こる。

図2−9　高齢になるとタンパク質分解は遅くなる

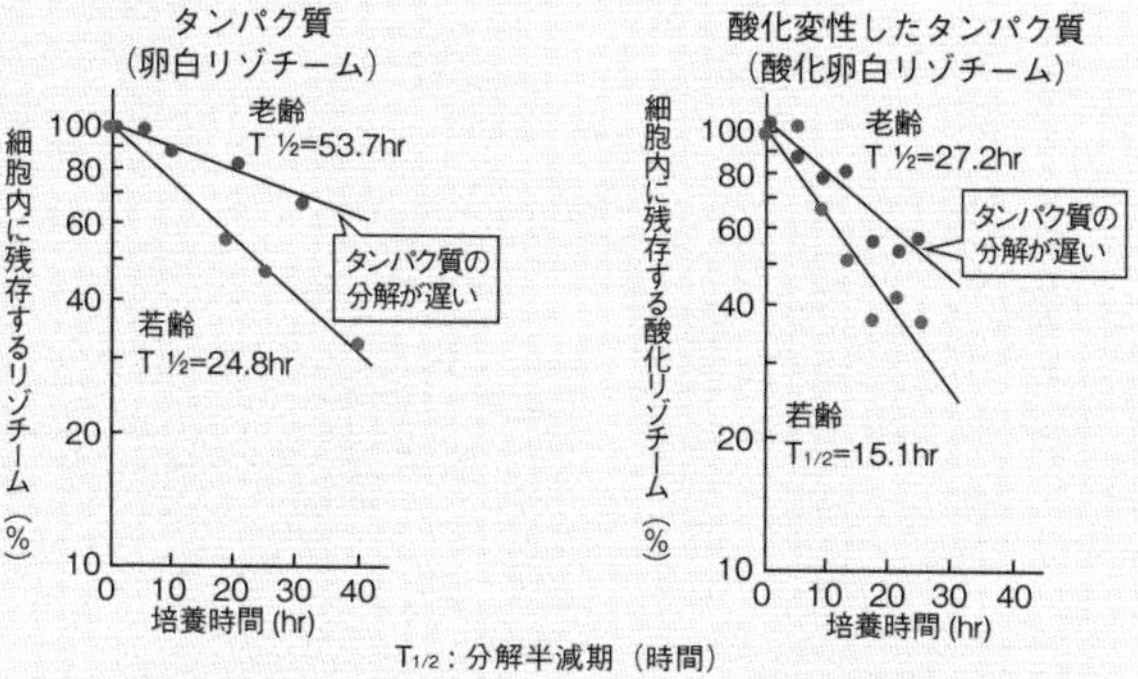

老若マウス肝臓細胞に導入したタンパク質の分解半減期。タンパク質（卵白リゾチーム、酸化卵白リゾチーム）を細胞に注入し培養時間と残存量の関係を調べた（詳細は本文）。[48]

た。酸化傷害で異常化したもののほうがより速やかに分解されているのがわかります。細胞は異常なものをより速やかに除去する合理的な仕組みを持っているのです。

　異常タンパク質は一般にプロテアソームと呼ばれるタンパク質分解酵素複合体によって分解されます。この酵素は種々のタンパク質を分解できる数種類の酵素やそのほかの機能を持つタンパク質からできている巨大な（平均的なタンパク質の一〇〇倍以上の分子量）複合体です。どの細胞にも大きさのちがう二種類のプロテアソームが存在しますが、どちらも老齢動物で活性が低下しています[49]（図2−10）。さらに、老齢動物でプロテアソームの活性が低下しているのは酵素タンパク質の量が減ったためではなく、酵素自身が異常化し

図2−10 タンパク質分解酵素活性は加齢で衰える

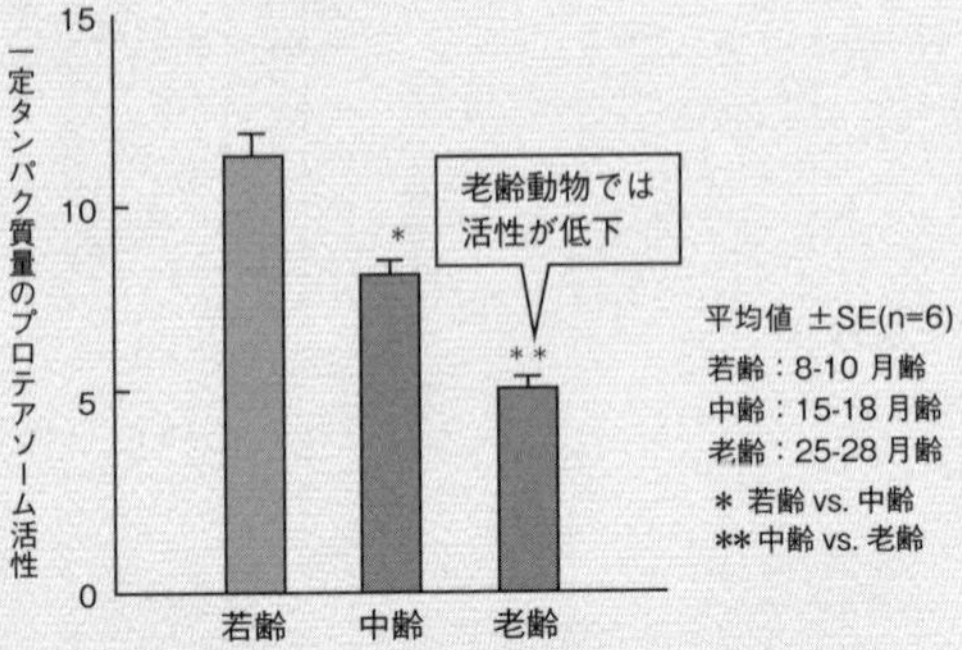

ラット肝臓のプロテアソーム（タンパク質分解酵素）活性の加齢変化。活性は加齢で低下し、異常タンパク質が除去されにくくなる（詳細は本文）。(49)

ているためらしいことがわかりました。異常タンパク質を分解除去する酵素自身が異常化すれば、ほかの異常タンパク質の分解が遅くなるのはうなずけます。

老齢動物では若齢に比べてタンパク質の合成活性も衰えます。つまり代謝回転が低下するのです。その結果、異常化した分子が細胞内外に留まり、細胞機能に害を及ぼす可能性があるということになります（図2－11）。

コラーゲンのような細胞外タンパク質を分解する酵素もありますが、前にお話ししたように一般に代謝回転が極めて遅いので異常分子は長年にわたって蓄積することになります。

図2−11 加齢で代謝回転が遅くなると、異常タンパク質が蓄積しやすくなる

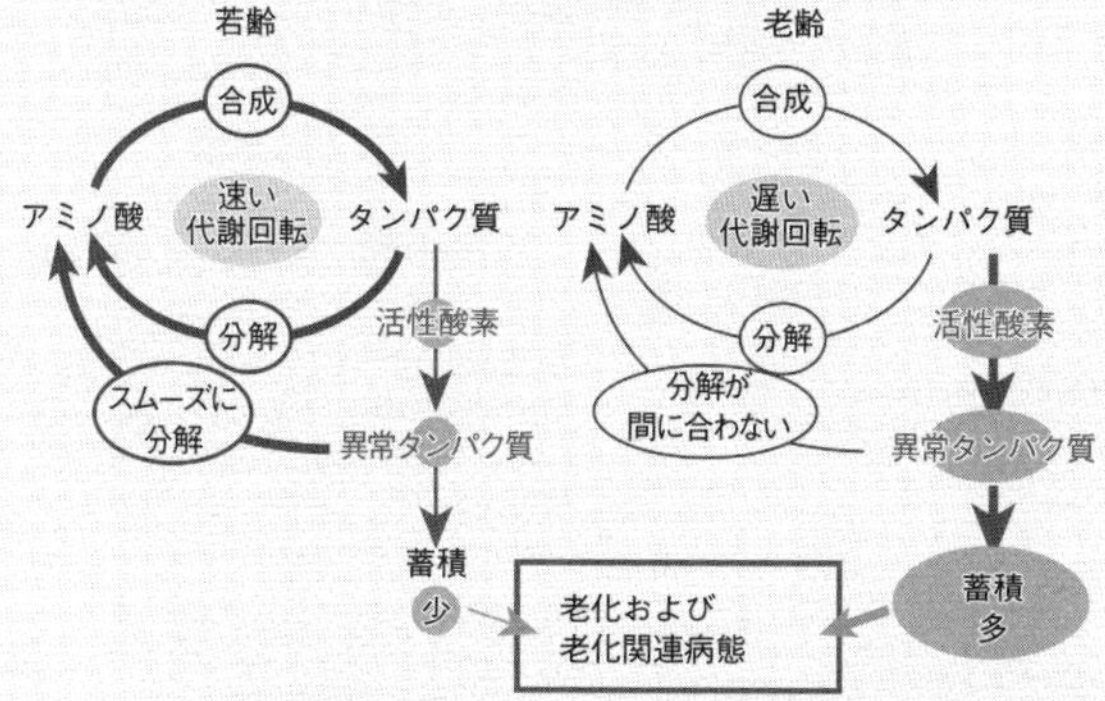

タンパク質の代謝回転（合成と分解）が低下すると異常タンパク質が蓄積し、老化の進行、加齢関連疾患のリスクが高まる。

脂質の加齢変化

生体膜は細胞の外側を構成しているだけでなく、細胞内でもミトコンドリアなどの細胞小器官の構成物として重要な役割を持っています。細胞膜の脂質（リン脂質）のなかには不飽和脂肪酸*（正しくは不飽和脂肪酸のグリセリンエステル）がふくまれています。不飽和脂肪酸がふくまれていることが膜の柔軟性のために必要なのですが、不飽和脂肪酸は酸化傷害を受けやすい分子でもあります。生体膜には脂質のほかに膜タンパク質が存在し、いわば脂質の海に浮かんで動き回っています

＊不飽和脂肪酸
二重結合を持つ脂肪酸。リノール酸、リノレン酸、EPA（エイコサペンタエン酸）、DHA（ドコサヘキサエン酸）などがある。それぞれ二重結合を2、3、5、6個持つため酸化を受けやすい。

（この性質を「膜の流動性」といいます）。このタンパク質が細胞や細胞小器官の内外の情報の受けとりや物質のやり取りをしています。

活性酸素ラジカルや、そのほかのラジカルと膜内の不飽和脂肪酸が反応し、脂肪酸ラジカルができて、それが酸素と反応したものが過酸化脂質（脂肪酸ヒドロパーオキシド）です。過酸化脂質ができることによって膜の不飽和脂肪酸が減り、流動性が低下します。さらに過酸化脂質から生じる反応性の高いアルデヒドが、周囲のタンパク質などを変性させる危険があります。特に4－ヒドロキシノネナールは反応性の高いアルデヒドです。このアルデヒドは〝加齢臭〟のおもな原因とされている物質でもあります。

過酸化脂質は老齢で二～四倍に増えますが、割合は低いので、加齢による膜機能低下に対する脂質過酸化の影響は大きくないようにみえます。しかし、脂質過酸化物の分解で生じるアルデヒドがタンパク質やDNAを変化させる可能性を考えると、その影響は少なくないと思われます。脂溶性のビタミンE（VE）は膜のなかで不飽和脂肪酸の酸化を防いでいます。VEは自らラジカルと反応してラジカルが不飽和脂肪酸やタンパク質と連鎖反応を起こすのを未然に抑えているのです（一〇〇、一五〇頁参照）。

加齢によって細胞膜に起こる変化としては、酸化傷害のほかに膜構成成分の比率の変化があります。リン脂質のなかの不飽和脂肪酸が減って飽和脂肪酸の比率が増えたり、膜のなかのコレステロールが増えてリン脂質との比率が増加したりします。このような変化は膜を硬くするので柔軟性を適度に保つことが重要な膜機能に有害となる可能性があります。膜の柔軟性が低下すると、細胞の働きに重要な膜の上や中にあるタンパク質などの分子の動きが悪くなる可能性があります。実際、ラット肝臓細胞膜の流動性の加齢変化を調べた実験結果は、高齢動物では膜タンパク質が膜上を動きにくくなることを示しています。

活性酸素傷害に対する防御機構

酸素を使う生物は諸刃の剣の益と害を受け入れながら生きています。進化的にみると、酸素の害を減らす仕組みをうまく獲得した生き物が現在子孫を残し繁栄しているといえます。大腸菌もヒトも活性酸素の毒性を下げる幾つもの防御の仕組みを持っており、それは以下の3つのカテゴリーに分けて考えることができます。

◆第一のカテゴリー（第一次防御系）

このカテゴリーのおもなものは、発生した活性酸素あるいはラジカルをつかまえてほかの物質と反応しにくくする抗酸化物質である。過酸化水素からヒドロキシラジカルを作る反応を触媒する鉄などの金属イオンを抑えこむ金属結合タンパク質もふくまれる。

――抗酸化物質

【グルタチオン】三種類のアミノ酸、グルタミン酸・システイン・グリシンが結合したトリペプチド。還元型と酸化型がある。還元型はどの細胞にもかなりの高濃度存在する抗酸化物質。酸化ストレス下では酸化型が増える。酸化型を還元型に戻すにはグルコースの代謝産物NADPHが使われる。この意味でもグルコースは重要である。グルタチオンは第二のカテゴリーの抗酸化酵素グルタチオン酸化酵素、還元酵素とともに重要な抗酸化系を形作っている。

【ビタミンE】脂溶性の抗酸化ビタミン。生体内では細胞膜の酸化防御に役立っている。

【ビタミンC】水溶性の抗酸化ビタミン。生体内で抗酸化以外に多くの重要な機能を担っている。(50)酸化されたビタミンEを元に戻すのにも役立つ。

【尿酸】核酸成分のプリン塩基の代謝で生じる。血中濃度が高いと痛風の原因になり悪者扱いされる。抗酸化性が強いことが知られており、ある程度高いほうがいいという意見もある。

【ビリルビン】壊れた赤血球のヘモグロビン(のなかのヘム)から生じる黄疸の原因物質だが、高い抗酸化活性がある。よく知られた新生児黄疸（誕生後に赤血球が成人型に変わる際、胎児型赤血球が壊れてビリルビンが増える）は母親のおなかから酸素濃度の高い世界に生まれ出たときの防御機構にもなっていると考えられている。

――金属結合タンパク質

【フェリチン】 肝臓に多い鉄結合タンパク質。体内の鉄の供給を調節しているが、ヒドロキシラジカル発生の触媒になる鉄イオンなどを抑えこむ作用もある。

【セルロプラスミン】 血中の銅輸送タンパク質。ヒドロキシラジカル発生の触媒になる銅イオンを抑えこむ作用がある。

◆第二のカテゴリー（第二次防御系）

このカテゴリーには活性酸素を分解除去する抗酸化酵素とグルタチオンなどの第一次防御系の抗酸化物質を作る酵素がふくまれる。

――抗酸化酵素

【スーパーオキシドディスムターゼ（SOD）】 スーパーオキシドラジカルを過酸化水素に変える。

【カタラーゼ】 過酸化水素を水と酸素に分解する。

【グルタチオンパーオキシダーゼ】 還元型グルタチオンを使って過酸化水素や一般の過酸化物（たとえば過酸化脂質）を分解する。

——抗酸化物質産生系酵素

【グルタチオン還元酵素】 グルタチオンはほかの物質を還元する一方で自分は酸化されて酸化型グルタチオンになるが、グルタチオン還元酵素とその補酵素NADPHによって還元型グルタチオンにもどり、抗酸化活性を回復する。そのため、グルタチオン還元酵素もこのカテゴリーに入る。

【キサンチン酸化酵素】 第一次防御系の抗酸化物質である尿酸をキサンチンから産生する。キサンチンは核酸のプリン塩基であるアデニンやグアニンが代謝され生じる。この酵素反応では活性酸素のスーパーオキシドができるので話は複雑である。

【ヘム酸化酵素】 ヘム（ヘモグロビンの成分）から抗酸化物質のビリルビンを生成する反応にかかわる。

第二次防御系が適切に機能するには抗酸化酵素間の活性のバランスが重要である。SOD活性だけが高くてグルタチオン酸化酵素やカタラーゼの活性がそれに見合うだけ高くない場合、SODによる反応の結果できる過酸化水素が増えることで鉄イオン存在下でヒドロキシラジカル産生が高まり（フェントン反応）、酸化ストレスが亢進する可能性がある。

残念ながら、極めて反応性の高い活性酸素であるヒドロキシラジカルや一重項酸素に対する生体内抗酸化物質や抗酸化酵素は知られていない。

◆第三のカテゴリー（第三次防御系）

第一次、第二次の防御系の働きは不完全であるため、活性酸素による傷害が生じることは避けられない。その傷害分子を修復したり、分解除去して新たに作り直したりする仕組みが第三のカテゴリーである。

――DNA酸化傷害除去修復酵素

【DNAオキソグアニングリコシラーゼ（OGG1）】 代表的酸化塩基である8－ヒドロキシ（オキソ）グアニンの除去修復に中心的役割を果たしている酵素。この酵素活性は核にもミトコンドリアにも存在する。傷害DNAを元の無傷のDNAに戻すにはOGG1のほかにDNA複製酵素やDNAリガーゼという酵素も必要であり、全体で修復をになっている。

――タンパク質分解酵素およびタンパク質生合成系

タンパク質の場合、酸化修飾の大半は不可逆的な変化なのでタンパク質分解酵素プロテアソームが分子全体を分解して新しくタンパク質生合成を行うことで対応する（詳細は「タンパク質の代謝回転：異常タンパク質の分解」九一頁参照）。ミトコンドリア内のタンパク質が酸化された場合は別の酵素が分解にかかわる。タンパク質のなかのアミノ酸のメチオニン残基が酸化されてできるメチオニンスルホキシドの場合は、それに特化した還元酵素によって元に戻されるという部分的修復法がとられる。異常タンパク質が分解されたあとは、新たなタンパク質が合成され、機能（酵素活性など）が回復することになる。

――過酸化脂質除去修復酵素

過酸化脂質も生体膜中のリン脂質から過酸化脂肪酸を取り除き、新たに脂肪酸を入れることで酵素的に修復可能と考えられているが、証明は不十分である。

通常、酸化修飾分子が生じても以上のような修復酵素、あるいは分解酵素の働きで蓄積は低いレベルに抑えられていますが、加齢によって活性酸素の産生が増加したり、各カテゴリーの防御系の活性が低下したりすると異常分子が増加して老化が進行すると考えられます（図2-11）。

第四章で説明するほとんどの抗酸化サプリメントといわれるものは第一のカテゴリーに属するものです。なお、第一次防御系のグルタチオンはサプリメントとして摂取しても、細胞内に入るとき分解されるため役立ちません。また通常、細胞内には還元型が大量にあるので不足することはほとんどないと考えられます。

カロリー制限や運動によって体内の第二次、第三次防御系酵素の活性が高まることはあまり知られていません。このことは第四章でくわしくお話しします。

意外に少ない遺伝の寿命への影響

メカニズムがどうであっても、老化が遺伝的にどの程度決まっているのか、環境やライフスタイルの影響をどのくらい受けるものなのか知りたいところです。

老化と遺伝について考える場合、動物種のちがいを問題にしているか、同じ動物種内の個体間のちがいを問題にしているかを分けて考えなくてはなりません。動物種間の寿命のちがい、そして老化速度のちがいは第一章でお話ししたように歴然としています。最長寿命はふつうのネズミでは三年、イヌでは一五年から二〇年、ヒトでは九〇年から一〇〇年で、それから大きくずれることはありません。そのちがいが遺伝的に決まっていることは明らかです。寿命が三週間の線虫の遺伝子の数は一万九〇〇〇ほどで、一五〇〇倍も長く生きるヒト（約二万二〇〇〇）と大きなちがいはありません。寿命が三〇倍ちがうネズミ（約二万一〇〇〇）とヒトの遺伝子数はほとんど変わりません。遺伝子の数が寿命を決めているのではないようです。おそらく多数の遺伝子のわずかなちがいが集まって大きな寿命のちがいを生んでいると考えられます。

寿命が約二倍ちがうヒトとチンパンジー（平均寿命四〇〜五〇年）では遺伝子の数は同じですが、ヌクレオチド配列からみた遺伝情報の質には〇・五％程度のちがいがあります。このわずかなちがいのなかに秘密が隠されているにちがいありません。しかし、技術の進歩によって比較的容易に遺伝子のヌクレオチド配列が決定できるようなった現在でも、動物種の寿命のちがいのもとになっている遺伝子がなにかはまったくわかっていないのです。

では同じ動物種のなかではどうでしょうか。現在のところ哺乳類以外のモデル動物で〝老化遺伝子〟と呼ばれる遺伝子は見つかっていますが（六二頁参照）、〝長寿遺伝子〟と呼べるような遺伝子は知られていません。

ヒトでは同じ遺伝子セットを持っていても個々の遺伝子（遺伝情報）には微妙なちがい（遺伝子多型）があることが知られています。そして、ある種の遺伝子多型と寿命、あるいは加齢関連疾患へのかかりやすさとの関係が明らかになっている場合があります。これを〝長寿遺伝子〟と呼ぶ研究者もいますが、〝長寿遺伝子〟を持っている人と持っていない人がいるような誤解を招きかねない表現です[51]。正確には数ある遺伝子の多型のなかに長寿形質を示すものがあるというべきでしょう。長寿と相関する遺伝子多型の持ち主は高齢で増加する病気にかかりにくくなっているると考えられますが、生物学的な老化が遅くなっているかどうかはわかりません。

ヒトの一卵性と二卵性の双子間の寿命一致率や、同じ種の近交系実験動物（四二頁参照）の系統内と系統間の寿命の比較から、同じ種のなかでは寿命に対する遺伝の寄与率は二五〜三〇％程度とされています。[52] しかし、第一章で説明したように寿命は老化と直接関連なく決まることも多いので、老化速度に対する遺伝の寄与率がこの割合になるかどうかわかりません。老化（＝生体機能の加齢による低下）速度はライフスタイルや環境の影響を受けて変わりますから遺伝の寄与を調べるのは難しく、老化速度に対する遺伝の影響は明確にはなっていません。

なぜ種として同じ遺伝子セット（ヒトには約二万二〇〇〇の遺伝子があります）を持っていても、人によって老齢期における病気のかかりやすさのちがいや、体力的な差、免疫力あるいは記憶力などの差が生まれてくるのでしょうか。さきに説明したようにいろいろな遺伝子の多型によるのかもしれません。多型の種類によって遺伝子の発現が変わり、産生されるタンパク質の量や、ある場合には質も変わって、それが生体機能に影響する可能性があります。

マーチンは全遺伝疾患のなかで早老症状を部分的に示すもの（五二頁参照）の割合から、生理的老化には七〇〇〇（このうちおもなものは一％程度、つまり七〇）もの遺伝子が関係するだろうと推定しています。[53] しかし老化関連遺伝子のうち早老症状を示す遺伝子変異は病的老化にかかわる特殊なケースと考えるべきかもしれません。ですから、この推定がどの程度真実に近いかわかりません。いずれにしても老化の現れには多数の遺伝子が関係していることはまちがいないと考えられますから、そのおもなものだけでも探し出すのは容易なことではないでしょう。これまでに長寿に関連すると報告された遺伝子はコホート（調査対象の集団）が変わると相関性が再現されないものがほとんどです。現在、異なる国々のコホートで共通にみられる長寿遺伝子の国際共同研究が進められています。[54]

Column

寿命がたった四カ月のカメレオン発見！

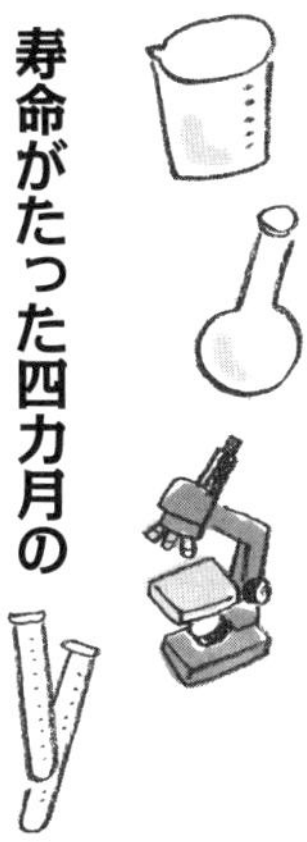

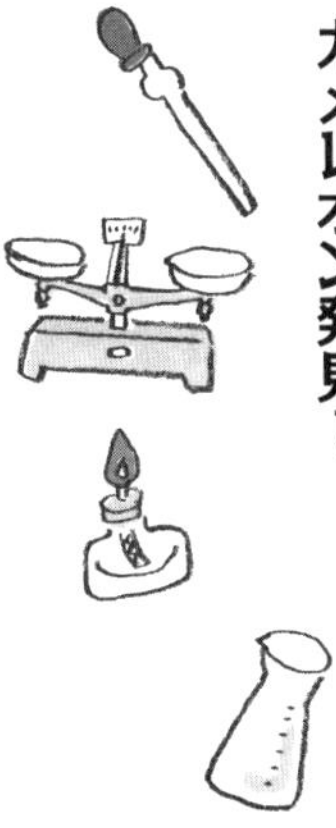

徒然草に「命あるものを見るに、人ばかり久しきはなし。かげろふの夕べを待ち、夏の蝉の春秋を知らぬもあるぞかし」（第七段）とある。何百年も昔からセミはカゲロウと並んではかない命のシンボルだった。僕にとってセミの思い出は、小学校の夏休みに標本を作って展覧会に提出したことだ。今では身近な自然は減っているし、もしかしたら環境保護教育の影響もあって昆虫採集をする子どもは少ないかもしれないが、当時はごくふつうだった。大学院の恩師水野伝一先生はアメリカの学会に出席されたとき、〝ムシキチ〟だった僕にジュウシチネンゼミを公園で〝拾って〟きてくださった。このセミは一七年間の地中生活のあと、樹にとまれないほど大発生することで有名だ。地上の生活は一カ月もないだろうから、実にその二〇〇倍もの年月を幼虫で過ごす。子ども時代が長いのはうらやましい。

さて、カメレオンの一生についてはご存

じだろうか。数年前の夏のことだが、寿命四カ月のカメレオンを発見した、という内容の論文が目にとまった。マダガスカル島に生息するカメレオンの生態を調査した報告である。[55] カメレオンは、は虫類だから卵を産む。このカメレオンは卵で八〜九カ月を過ごし、生まれて二カ月で成熟し、孵化後四〜五カ月で一生を終える。卵の期間はヒトの妊娠期間に近いが、大人として過ごすのはたった二〜三カ月である。ジュウシチネンゼミほどではないが、生まれ出る前の期間のほうがずっと長い。四足動物では知られている限り最短寿命という。大人期間の終わりのほうでは、ほかの動物の老齢個体にみられるような機能低下（動きが鈍くなったり、握力が低下して枝から落っこちたり）がみられ、老化が速く進行して寿命が尽きているようだという。目立った病気や外傷はみられないらしい。同じは虫類でもガラパゴスのゾウガメは二〇〇年も生きるといわれている。一体全体、なにが寿命や老化を決めているのだろう。

再生医療や幹細胞という言葉がメディアに日常的に登場する時代になり、不老長寿もいずれは可能と思われるかもしれない。誰もがピーターパンみたいになれたらと思うだろうが、ファンタジーの世界だ。「命長ければ恥多し。長くとも、四〇に足らぬほどにて死なんこそ、めやすかるべけれ」といわれた時代より、倍も長生きできる現代に生まれたことを幸運と思い、生活をエンジョイするのがいい。

第三章

基礎老化学からみる老年病

わたしは医学を系統的に学んだことはなく、老年医学の本や論文あるいは学会講演などから断片的な知識を得てきただけなので、この章を書くのはためらわれます。しかし、第一章、二章でお話ししてきた老化生物学・基礎老化学との関連から意見を述べるのは意味があると思い、あえて取り上げることにします。もちろん、私の知識・理解は偏ったものですから老年病全般について書くことはできません。医学的な問題については老年病の専門家によって書かれた一般向けのわかりやすい本を見ていただきたいと思います。たとえば、吉川政己『老いと健康』（岩波新書、一九九〇年）や小澤利男『老年医学と老年学』（ライフサイエンス社、二〇〇九年）、同『「長生き病」を考える』（二〇一二年、東京図書出版）福地義之助『老い一笑』（婦人生活社、一九九七年）などがあります。

老化は病気？　老年病はなぜ起こる

老化は病気か、という議論は大昔からありました。紀元前にアリストテレスは「老化は一種の自然の病気」と書いていたそうですし、近代老年学にも多大な貢献をした免疫学者メチニコフ（Ilya Mechnikov, 一九〇八年ノーベル生理学医学賞受賞）も「老化を生理的現象とみなすのはおそらくまちがいであり、病的現象の問題である」と言っています[1]。日本にも老化は病気であると断言する著名な医学者もいます[2]。高齢期に達する前に病気で亡くなる人が多かった時代には生物学的老化の限界近くまで寿命を全うすることはまれだったでしょうから、老化が病気だと考えられたのももっともなことだと思います。一方、老年学に幅広く通じたスウェーデンの病理解剖学者ヘンシェンは「老化とは遅い早いのちがいはあっても、個体を全滅へと導くべき多細胞生物すべてに共通した必須の正常過程であるということは疑う余地がない」と言っています[1]。また老年医学・老年病学の重鎮だった吉川政己教授は「老化は『生理的老化』（すべての人が経験する高齢期の変化）と『病的老化』（成人病・老人病あるいは病的な変化を伴った老化）に分けて考えることが必要です」と言っています[3]。

このような意見からおわかりのように、専門家のあいだでも意見が分かれていて、老化と老年病のちがいははっきりさせることが難しいと考えられています。しかし、平均寿命が八〇歳に達する現代では、高齢まで目立った病気がなく年相応に元気でも、年とともに体の機能が衰えてくるのが本人の自覚だけでなく周りからもみても明らかで、生物学的老化が進行してくるのは避けられないことがわかります。

老年病の発症には多くの要因が関係していて、たとえば遺伝・環境・ライフスタイルなどが危険因子になります。老年医学者や老年病専門医は「心疾患・脳血管疾患・認知症・糖尿病・骨粗しょう症などの高齢で増加する疾患の最大の危険因子は加齢（老化）である」と言います。このことは老年病の専門家が老化関連疾患の基礎に生物学的老化があると考えていることを示しています。わたしは、老化は健康体にも起こる避けがたい生命現象で、病気とは明らかに異なるものと考えます。しかし、生理機能衰退の最終段階では、そのひとつひとつが致命的にならなくても生活の支障になるさまざまな身体の不調を訴える人が増えてきます。そして、事故でもなく、死因になる病気が特定できずに高齢で亡くなった場合は老衰死と判定されます。しかし、病理学の専門家によると、生前、臨床診断で死因になりうる病気が明瞭でなくても、病理解剖をすると病気を持っていたことがわかる場合がほとんどだそうですから、老衰という〝死因〟が適切かどうか疑問です。いずれにしても、老衰とは多くの臓器・細胞の機能が生命を維持するのに必要な限界に近いところまで低下した、生物学的老化の究極の姿といえるでしょう。

ボルツ（Waltar Bortz）は生理的老化と加齢関連病態を区別する試みとしてスポーツを日常的

に実施している健康なエリートスポーツウーマンと病気を持っているかもしれない一般人の生理機能の加齢変化を比較しました[4]。体力の総合的指標である最大酸素摂取量*の加齢による低下は病気を持っているかもしれない一般人のほうが早かったのですが、エリートスポーツウーマンにも確実に起こっていました。このことから、ライフスタイル等を良好に保って病気がない状態を維持できたとしても、老化、すなわち体の働きの加齢による低下は避けられないことがわかります。この実験結果から、彼は生理的な老化の進行と病気は区別すべきだと結論しています。

もし三大死因を根絶できたら、寿命は？

現代日本人の三大死因が悪性新生物（がん）・心疾患・脳血管疾患

＊最大酸素摂取量（VO2max）
トレッドミル（ランニングマシン）の運動負荷試験で動けなくなるまで走ったときに到達できる最大の酸素摂取量。実際は炭酸ガス産生量を測定して算出した酸素消費量である。おもに心臓、肺、血管が関係する酸素運搬能力と骨格筋の酸素消費能力を反映していて総合的体力の指標になる。大人の平均値（体重１キログラム当たり１分間に消費する酸素量）は、20～30代の男性で45 ml/kg/min だが、70歳では20～25 ml/kg/min と半減する。女性の値は若干低いが傾向は同じである。

だということはよく知られています。これらを合わせると全死亡の三分の二近くになります。男性だと五〇代半ば～七〇代半ばの死因のおよそ半分はがんです。女性だと四〇代～六〇代くらいで亡くなる人の約半数はがんが原因です。しかし、七〇歳以上では肝臓や腎臓の疾患、肺炎（感染症）、そのほかの病気や事故で亡くなる人が増えて死亡原因は次第に多様化し、三大死因で亡くなる人の割合は減ってきます。九〇歳以上では死因が特定できない老衰死と判定される割合が急速に増加します。

年齢による死亡確率の上昇にかんするゴンペルツの法則（一七頁参照）は個々の老年病による死亡率の上昇についてもおおよそ当てはまります。上昇の割合は病気によってちがいますが、老年病のリスクは年を八～一〇歳とるごとに約二倍増加します。

医学の進歩は日進月歩で、そのうちに三大死因の大半が根絶される日が来るかもしれません。図３－１は死因となる主要な老年病が予防できた、あるいは根絶できた場合、六五歳まで生存した日本人女性の平均余命がどう変わるかの予測です(5)（二〇一一年現在、平均寿命八八歳）。悪性新生物（がん）がなくなったら約二年、心疾患・脳血管疾患がなくなったらそれぞれ一・六年と一・二年延びます。もっと延びるだろうとお考えかもしれませんが、寿命はそれぞれ一～二年延

図3−1 三大死因が撲滅できたら平均寿命はどうなる？

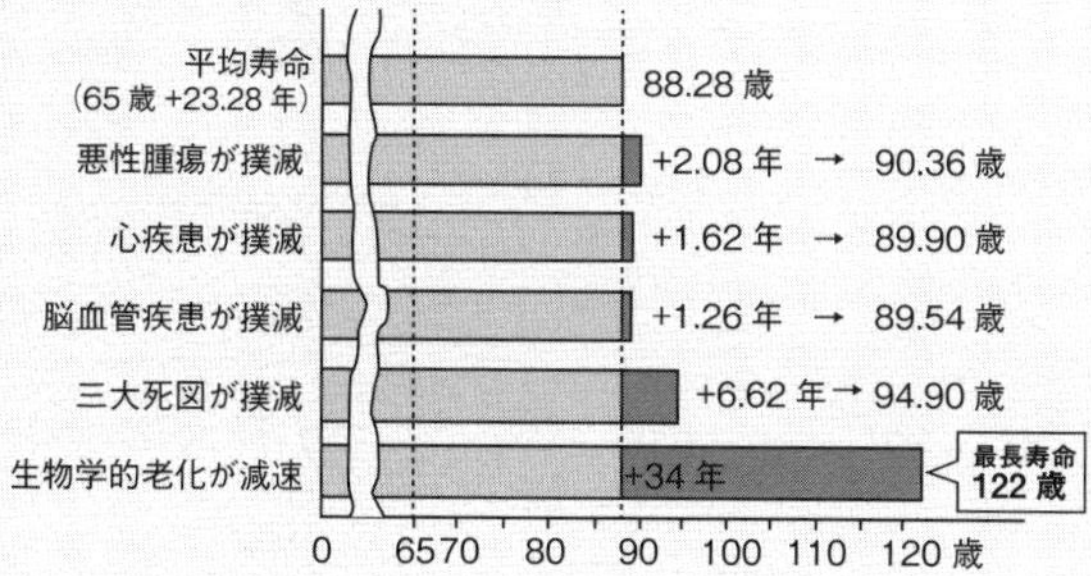

65歳の日本人女性の場合、現状では余命23.28年。三大死因がそれぞれなくなると1〜2年延びるが、生物学的老化が減速したら34年も延びる可能性がある。(5)(6)(7)

びるに過ぎないというわけです。三大死因がすべてなくなった場合は、ほかの疾患による死亡率が変わらないとすると寿命は六年強延びると推定されています。つまり、平均寿命は八八歳から九五歳になることになります。一方、第一章でお話ししたように一〇〇歳以上で亡くなった超長寿者の死亡年齢をもとに推定された日本人女性の最長寿命は一二二歳と報告されているので[6]、九五歳からさらに二七年延びる可能性があることになります[7]。ここでは六五歳の日本人女性を考えましたが、最長寿命が一一五歳と推定される男性の場合も個々の疾患の根絶による延長の程度は若干少ないものの傾向は変わりません。いずれにしても、最長寿命の大幅な延びは特定の疾患がなくなることによるのではなく、生物学的老化の遅延によって実現する可能性があるといえるでしょう。個々の病気の対策に劣らず、老化そのものを遅らせることの重要性がわかります。

複数の疾患が影響し合う高齢者の病気

たとえ同じ病気でも、高齢者の病気は若者の場合とさまざまな点でちがいがあります。このちがいの背景には、生物学的老化があると考えられます。その特徴について「老年病研修マニュアル」[8]より引用し、補足的に私見を書き添えたいと思います。

①**一人で多くの疾患を持っている**：生物学的老化が多くの臓器で進行して、特に弱った臓器の変調が次々と疾患として現れるためと考えられる（三三頁参照）。

②**個人差が大きい**：老化の進行速度が人によって異なっていることに加えて、体の内外の負荷や食習慣や運動習慣などのちがいが重なって病気として顕著に現れるためと考えられる。

③**同じ疾患でも若者の場合と異なる症状を示す**：生物学的老化を背景に多くの病気が同時進行し、それが相互に影響し合う結果、若者の病気とちがって症状が明確にならないことが多くなると考えられる。

④**負荷時にみられる潜在的機能低下がある**：普段は目立たなくても、予備力が低下しているため、強い負荷がかかった場合に影響が大きく現れると考えられる。

⑤**慢性の疾患が多い**：体力の低下により回復が遅くなるため、ひとつの病気が治る前に別の病気になり、その病気の影響を受けて長引くと考えられる。

⑥**薬剤に対する反応が若年者と異なる**：外来異物である薬物の代謝酵素活性が加齢で低下したり、脂肪組織の割合が増えることによって体内分布が変わったりするため薬剤が体内に長く留まり、作用時間が延長して副作用が出やすくなる（次項参照）。

⑦**生体防御力の低下によって疾患が治りにくい**：免疫力の低下ばかりでなく、内分泌・神経系を介した防御能力の低下、細胞内の防御タンパク質（抗酸化酵素やストレスタンパク質など）の加齢による低下が原因になると考えられる。

高齢者の病気の最大の特徴は、いくつもの疾患が複雑に関係し合って状態を悪化させている点にあるといわれています。そのため、老年病学者や臨床医が指摘するように個々の病気の専門医だけでは対応が困難で、体全体を考えた総合的な診断と治療が必要になるのです。このような医療は、しばしば全人的医療、包括的医療などといわれます。しかし、一般的には臓器別診療が中心でひとりひとりの高齢者が罹っている老年病全体を考えた医療はあまり行われていないという問題が繰り返し指摘されています。(9)

老化と薬の関係

体に入ってきた薬は異物ですから、排除する仕組みが働きます。吸収された薬は体の各所に運ばれて組織に入り、代謝され、やがて排泄されます。高齢者では、生物学的老化のためにこの過程のいずれもが若者とは異なってきます。

飲み薬の場合は、まず胃に入ります。薬は胃酸（空腹時はpH一～一・五）にさらされますが、胃酸分泌は加齢にともなって低下するため、高齢者では酸性度が低下します（pHが上昇する）。そのためpHの高い小腸（pH五～六）で溶解するように設計された薬（腸溶剤）が胃のなかで放出されてしまい、本来の機能を発揮できなくなる可能性があるのです。吸収された薬は血液で運ばれて肝臓に入り、代謝を受けながら全身に分布します。第二章で説明したように高齢者では肝臓の体積が減少している上に（図2－3）、肝臓の血流量が低下しています。そのため肝臓で代謝を受ける薬の代謝（肝薬物クリアランス）の速度が遅くなります。体内に取り込まれた薬は多くの場合、血中に大量にあるアルブミンに結合して運ばれます。高齢者はアルブミン濃度が低下していることがあるため、薬が運ばれる速度が遅くなります（動物でも同じですが、おもに肝臓のタンパク質生合成能の低下がアルブミン濃度の低下の原因と考えられます）。いくつもの薬を服用している場合は、それぞれの薬の成分がアルブミンを取り合うことで影響が出ることがあります。

また、薬には油に溶ける性質（脂溶性）のものと水に溶ける性質（水溶性）のものがあります。体脂肪の割合が多い高齢者の場合、脂溶性の薬が脂肪組織に溶け込むことで体内に長く留まりやすくなります。薬は腎臓で排泄される場合が多いのですが、腎血流量や腎臓機能（糸球体ろ過率）が加齢で衰えて排泄能力（腎クリアランス）が低下することで、薬が体内に蓄積しやすくなるのです（図1－2参照）。

「複数の疾患が影響し合う高齢者の病気」（一一八頁）で説明したように、高齢者はひとりで複数の病気を持っている場合が多く、処方される薬の種類も多くなることがあります。体は、異物である薬を外に排除しようとするので、多くの薬が体に入れば、それを代謝するだけでも体に負担がかかることになります。その上、前述したようにさまざまな加齢変化があるため、高齢者に薬を投与する際には、特別の注意が必要になるわけです。

また、高齢者では認知機能の低下により薬の服用を自分で適切に行うことができない場合もあり、治療効果が上がらなかったり、重大な副作用が出たりすることもあるといわれています。

おもな老年病と老化メカニズム

高齢者に多い病気といえば、動脈硬化症・認知症・骨粗しょう症などが有名です。いずれも、生物学的老化を背景にした病的老化の現れです。生理的老化と同様に病的老化にも活性酸素やブドウ糖がかかわっている場合が多いと考えられています。本項では代表的老化関連病の発症・進展を、第二章でお話しした生物学的老化メカニズムとの関連を中心に考えてみたいと思います。

動脈硬化

高齢者に多い心臓血管障害（心筋梗塞など）や脳血管障害（脳梗塞など）は、高血圧や動脈硬化がおもな原因で起こるとされています。動脈硬化症のなかでも粥状《じゅくじょう》動脈硬化は、心臓に血液を送る機能を維持するための冠状動脈などの太い動脈の内壁を形作っている細胞（内皮細胞）にコレステロール（正確にはコレステロールエステル）がたまり粥腫《じゅくしゅ》（アテローム）を形成する病気です。これによって血管がせまくなり、また血管の繊維化（コラーゲン繊維の増加）や石灰化（リン酸カルシウムの沈着）のために血管の弾力性が低下して血液が流れにくくなります。こうした変化が加齢やライフスタイルの影響を受けていろいろな組織に生じて、脳虚血・狭心症・慢性腎不全といった症状現れるのです。

血管壁に溜まるコレステロールは血液中にある酸化ＬＤＬ（low density lipoprotein、低密度リポタンパク質）に由来します。ＬＤＬのなかのコレステロールは俗に悪玉コレステロールと呼ばれて悪者扱いされますが、問題は酸化されたＬＤＬです。コレステロール自体は細胞膜や細胞小器官の構成成分、そして血中のリポタンパク質の成分として体に必要なものなのです。細胞が必要とするコレステロールは食事によって生体外から摂取するだけでなく、体内でも合成されています。通常はこの両者のバランスで過不足ないように合成量が調節されています。

しかし、LDL中のコレステロールが喫煙・炎症などで発生する活性酸素によって酸化傷害を受けると、血管壁細胞に取り込まれやすくなり、次第に蓄積して病気を引き起こすことになります。特に血中コレステロールが過剰な状態では、それだけ動脈硬化のリスクが高くなります。動脈硬化を起こした傷害部位には、マクロファージや好中球などの炎症時に増える細胞が集まって活性酸素を産生するために、傷害に拍車をかけることになります。この活性酸素は細菌感染時には生体防御に役立ちますが、動脈硬化部位では有害となりうるのです。

血管壁を傷害するのは活性酸素だけではありません。ブドウ糖も元凶のひとつです。そのため高血糖が続く糖尿病は動脈硬化を増悪する危険因子になるのです（一二六頁参照）。

運動不足も脂質代謝・糖代謝の低下を通じて動脈硬化を促進しますから、食事や運動などの生活習慣が動脈硬化のリスクを下げる上で大切なことがわかると思います（第四章参照）。

虚血・再灌流《さいかんりゅう》傷害（脳梗塞・心筋梗塞）

動脈硬化症が進行した結果、血管壁の傷害部位からはがれ落ちた傷害血管壁の破片が血流に乗って移動し、脳や心臓の微小血管を詰まらせる（血栓が生じる）ことがあります。これが脳梗塞、心筋梗塞です。血栓によって長時間血流が阻害されて虚血（酸素不足）が長く続くと、エネルギー（ＡＴＰ）の産生が低下するとともに、ＡＴＰ不足におちいることで細胞が死んでしまいます。運よく血流が再開（再灌流）されても安心はできません。その部位に活性酸素が発生して細胞を傷害するからです。これは次のような仕組みによると考えられています。

まず、虚血状態のあいだに、細胞が生きるためのエネルギーであるＡＴＰが大量に消費されると、アデニン（プリン塩基の一種、ＡＴＰ由来）ができます。その後、血流が再開されて酸素が使われるとアデニンから尿酸ができる過程でキサンチン酸化酵素の反応によって活性酸素（スーパーオキシドラジカル）が大量に発生し、さらにヒドロキシラジカルができて細胞を傷害するのです。酸素が供給されることが有害になるということです。そのため、脳梗塞発症の初期に発生するフリーラジカルと反応させてその作用を抑え症状を改善するために、フリーラジカル捕捉剤（脳保護薬）が用いられています。

脳の場合、呼吸中枢などの生命維持に必須の部域に神経細胞変性が起こると死に至ったり、傷害部位によっては、半身不随や言語障害などが起こり、特定の機能が損なわれることがあります。神経細胞が壊死したあとはグリア細胞が増殖して埋め合わせ梗塞巣を作り、ＭＲＩやＣＴの画像診断で見つかるというわけです。なお、虚血・再灌流傷害には再灌流後しばらくして炎症部位に集まった好中球から産生される活性酸素も影響していると考えられています。

このような酸化傷害は脳や心臓に限らず、一過的に血流が阻害されるとほかの臓器でも起こります。臓器移植の場合には、ATPが不足した移植臓器に血流が再開され急速に酸素が供給されると、活性酸素が生じて細胞が傷害され、移植臓器が機能不全におちいる可能性があります。

糖尿病

ブドウ糖は生きていくためのエネルギー源として欠かせないものです。通常血液中には一mlあたり一mg程度ふくまれています。内科検診や人間ドックでは血糖値一三〇（血液一〇〇ml中のグルコース量が一三〇mg）などと表現されます。健常人では、デンプンの消化吸収によって食後に高くなった血糖値はインスリンなどのホルモンの作用で三〜四時間のうちに定常レベルに低下します。血糖値は、ブドウ糖からなる高分子のグリコーゲンの分解とアミノ酸からの合成によって、睡眠中でも空腹時でも一定の範囲内（健常者では九〇〜一〇〇mg／デシリットルdl）に保たれています。ところが、いろいろの原因で血糖値が維持できなくなると、高血糖で糖尿病と診断されたり、低血糖という病態が引き起こされたりします。糖尿病は空腹時の血糖値や糖負荷（大量のブドウ糖を摂取させる）をかけたときの血糖値の低下速度（ブドウ糖の処理能力）などで判定します。

糖尿病のリスクや進行・治療経過を調べる簡便な方法はブドウ糖によって変化したタンパク質

を調べることです。HbA1c(ヘモグロビン・エーワンシー)は赤血球中のヘモグロビンがブドウ糖と反応して化学変化を起こしたもので、この目的に使われます(八七頁参照)。赤血球が生きているあいだ(約一二〇日間)細胞内に留まっているため、長期間にわたる血糖の状態を知るのに役立ちます。二〇一〇年に日本糖尿病学会が決めた新しい基準によると早朝空腹時血糖値一二六mg/dl以上などに加えてHbA1c六・五%(全ヘモグロビンAの中の割合)以上で糖尿病と診断されます。基準値は五・八%未満とされていますが、通常は一定以下の値(四・三%)になることはありません。低血糖にならないレベルのブドウ糖が存在すれば、この程度のヘモグロビンの変化は常に起こっているからです。

糖尿病ではインスリンに依存した効率的なブドウ糖の細胞内取り込みが障害されるために血糖値が高くなるのですが、その場合でも血中に高濃度存在するブドウ糖は少しずつ細胞膜を通って細胞内に入っていきます。その結果、エネルギーとして使われずに余ったブドウ糖はソルビトールという糖を経て代謝されて果糖(フルクトース)に変化します(図3-2)。果糖はブドウ糖よりもタンパク質を糖化する力が強い上に、より強い糖化を起こす化合物(3DG、3デオキシグルコソン)になるのです。さらに、一連の代謝反応によってNADPHが減少し細胞内の還元型グルタチオン(一〇〇頁参照)が低下して酸化ストレスに弱くなり、糖化だけでなく酸化も亢進す

図3－2 高血糖が続くとタンパク質傷害（糖化・酸化）が亢進する

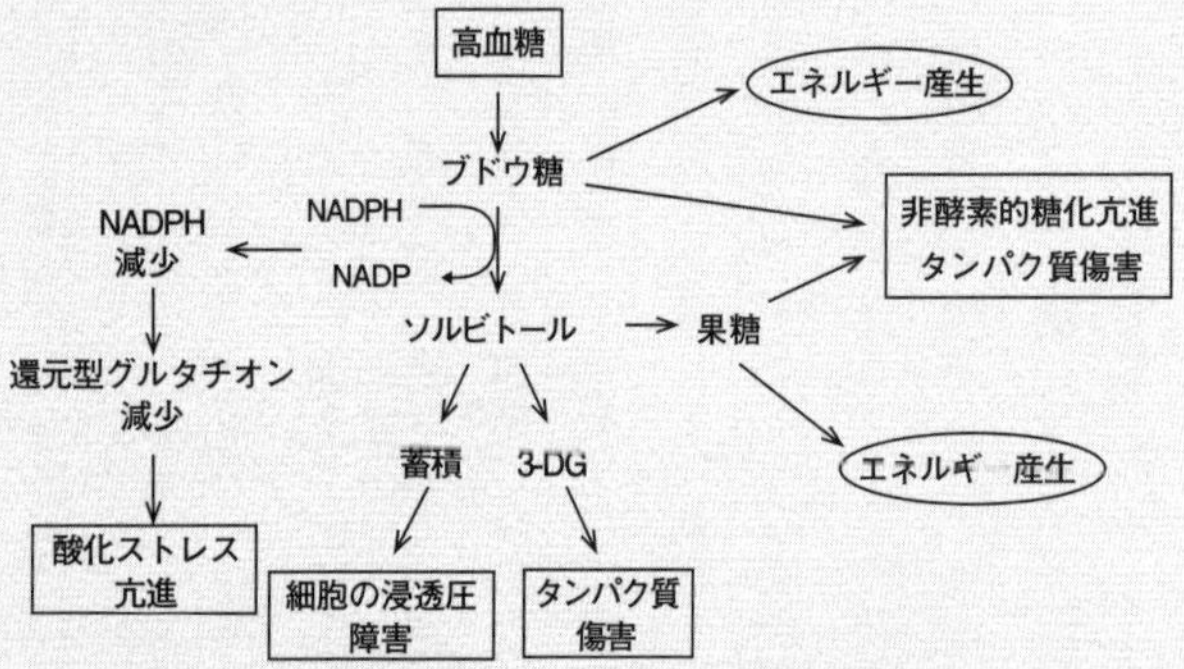

糖尿病による非酵素的糖化と酸化ストレスの亢進。ブドウ糖は必須なエネルギー源だが、各種傷害（障害）を起こすもとでもある。

ることになります。この反応は特に目の水晶体や神経細胞で問題になります。

ちなみに果糖とブドウ糖が結合したものが砂糖です。砂糖は腸で果糖とブドウ糖に分解され吸収されてエネルギーになりますが、摂取しすぎると前述のようなタンパク質傷害反応が起こり、糖尿病合併症のリスクが増大します。砂糖をふくんだ甘いものを大量に（体が必要とする以上に）摂取するのがよくない理由です。糖分を余計に摂取したらその分を消費しなくては糖尿病のリスクは増大します。

高血糖状態が長期にわたって続くと、網膜症を起こして失明したり、腎症にかかって透析が必要になったり、神経障害を起こしたりするなど、おもに血管が関係する重篤な合併症が生じます。病態のおもな原因のひとつは、前述のHbA1cのようにブドウ糖が細胞のタンパク質と反応し、異常タンパク質が生成される糖毒性のために細胞機能が損なわれることです。この過程では非酵素的糖化反応（グリケーション）に加えて活性酸素もかかわる反応（glycoxidation：糖化・酸化反応）が起こり、細胞傷害を悪化させると考えられています。血管内皮細胞は血中の高濃度のブドウ糖に直接さらされることになるため、特に影響を受けやすいのです。

高血糖の害がゆっくり進行するのに対して、低血糖はインスリンや膵臓からのインスリン分泌を促進する抗糖尿病薬の過剰投与で起こり、急性の危険な状態です。エネルギーの多くをブドウ糖に依存している脳への影響は深刻で、意識喪失という事態を引き起こすことがあります。

最近は糖尿病が認知症のリスクを上昇させている（健常人の約二倍）ことが注目されています。このことは、高濃度のブドウ糖による血管傷害が脳機能、とりわけ認知機能に影響する可能性があることから理解できると思います。高齢者では逆に低血糖が脳のエネルギー不足を起こし、認知症のリスクを高めているとも指摘されています。そのため糖尿病の指標であるHbA1cの値を治療目標にする場合、すこし高めに設定することも推奨されています。低血糖による脳神経細胞のエネルギー不足と糖毒性のバランスをとることが重要なのです。

高血糖がこのように多くの病態にかかわっていることを考えると、普段は意識されない血糖値を適切にコントロールすることの大切さがわかると思います。

白内障

白内障は眼の水晶体タンパク質（おもにクリスタリン）が変性・凝集し、蓄積してレンズの透明度が低下する病気です。変性の原因はいろいろありますが、第二章（九〇頁参照）でお話ししたブドウ糖のほかに目を開けていれば避けられない太陽光線のなかの紫外線の照射による影響が大きいといえます。紫外線のエネルギーが細胞のタンパク質や核酸に吸収され、これらの分子が損傷されます（ただし、水晶体の細胞はほとんど分裂しませんから、ＤＮＡが傷害されても大きな影響はありません）。また紫外線は水晶体内の水分子に作用して活性酸素を発生させて近くのタンパク質を間接的に傷害します。活性酸素産生には銅などの金属イオンが関与する反応もかかわっていると考えられています。このような酸化ストレスに対抗するために、水晶体には抗酸化物質グルタチオンが多量にふくまれています。生じた異常タンパク質は凝集しやすい性質を持っています。凝集タンパク質が浮遊した水晶体は光を散乱してまぶしく見えたり、濁りのためにものを見えにくくさせます。水晶体内のタンパク質はいったん合成されると分解が非常に遅く、ほとんど代謝回転しないため、傷害を受けた分子が蓄積してレンズの濁りが次第に増大していくのです。

アルツハイマー病

アルツハイマー病は脳の記憶中枢などの特定部域において神経細胞内外にβ－アミロイドというペプチド（タンパク質）が異常に蓄積し、その有害な働きで細胞死が起こり、神経機能（特に認知機能・記憶・感情などの高次機能）が障害される神経変性疾患です。とりわけ神経伝達物質*のアセチルコリンを合成・分泌する細胞が傷害されやすいため、アセチルコリンの濃度が下がって神経伝達がうまくいかなくなり、神経機能が障害を受けることになるのです。

β－アミロイドは凝集して神経細胞外に溜まり、組織学的には老人斑と呼ばれる構造体を作ります（実際、顕微鏡で見ると脳のなかにできた微小のシミのように見える）。また、鉄イオンの共存下に活性酸素（ヒドロキシラジカル）を産生して神経細胞死を引き起こすといわれています。β－アミロイドの蓄積による神経細胞死は、アルツハイマー病の原因としてもっとも注目されています。そ

＊神経伝達物質

神経細胞の末端（シナプス）から放出されて、近くの神経細胞や筋肉細胞表面の受容体に結合し、情報の伝達を行う物質。アセチルコリンやドパミンなど多くの種類がある。神経伝達物質は放出後、速やかに不活化されたら、神経細胞へ再取り込みされる。アルツハイマー病ではアセチルコリンの放出が低下するので、その濃度を高めるために分解酵素コリンエステラーゼの阻害剤が病気の進行を遅らせるのに用いられている。

のため種々の方法で蓄積を減らして病気の進行を遅らせようという試みがされています。

β−アミロイドは、タンパク質分解酵素の働きで分子量の大きなアミロイド前駆体タンパク質が部分的に分解されて産生されます。β−アミロイドが多く作られたり、分解が遅くなったりして溜まって凝集すると細胞毒性を現すことになります。わたしたちは老化における酸化変性タンパク質分解酵素を探す研究のなかで偶然にβ−アミロイドの分解にかかわると考えられる酵素を見つけました[10]。それは従来インスリン分解酵素と呼ばれていたタンパク質分解酵素でした。この報告はそれまでβ−アミロイドの蓄積について産生面のみが注目されてきた状況に一石を投じるものとなりました。研究の原点はタンパク質の代謝回転、特に分解面に注目してきたというところにあります（第二章参照）。その後、理化学研究所脳科学総合研究センターの西道隆臣博士らの優れた研究によって別の有力なβ−アミロイド分解酵素ネプリライシンが発見されています[11]。両酵素の活性促進およびβ−アミロイド産生酵素の阻害については多くの研究が行われていますが、その蓄積を防止したり、除去することによって、病状を改善し進行を抑える方法は見つかっていません。

糖尿病の項で説明したように、糖尿病はアルツハイマー病の発症リスクを高めるといわれています。その原因のひとつは、β−アミロイドの分解酵素がインスリンを分解する酵素でもあるためだと考えられています。Ⅱ型糖尿病ではインスリンが効きにくくなるためインスリンが過剰に分泌され、インスリンとβ－アミロイドが競合して酵素に結合するためにβ－アミロイドの分解が低下して蓄積しやすくなると考えられるのです。

β－アミロイドは神経細胞の外側にたまる異常タンパク質ですが、このほかに神経細胞内に増える別の異常タンパク質もアルツハイマー病の発症と深くかかわっていると考えられています。その実体は細胞内の骨組みを形成する微小管成分のタンパク質であるタウが異常化したもので、形態学的に神経原繊維変化と呼ばれています。β－アミロイドの蓄積に引き続いて起こるタウの異常化が細胞死に深くかかわっているというのです。

高齢期に増加する認知症には、アルツハイマー病のほかに血管性認知症やレビー小体型認知症などがあります。かならずしも活性酸素がかかわるわけではありませんが、いずれも、次項の「パーキンソン病」とともに第二章で説明したタンパク質の異常化がかかわっている病気です。

パーキンソン病

パーキンソン病は黒質《こくしつ》と呼ばれる脳の部域の神経細胞が変性し、神経伝達物質ドパミンが不足して起こります。ドパミンは運動を的確に行うために働く線条体の機能に必要な物質です。黒質の異常によって体のバランスが悪くなったり、筋肉が強張ったり、おもに運動失調が引き起こされるとともに知的機能が損なわれる場合もある、高齢者に多い難病のひとつです。

この病気もα－シヌクレインというタンパク質が異常化（繊維状になる）して細胞内に溜まる神経変性疾患の一種です。アルツハイマー病の場合と同様に鉄イオンや銅イオンの触媒作用で過酸化水素から反応性の高い活性酸素ヒドロキシラジカルが産生されて神経細胞死が引き起こされるのがおもな原因と考えられています。黒質には、その名のとおり黒色の神経メラニンが存在し、鉄イオンを結合しています。この鉄イオンがヒドロキシラジカルの産生にかかわっているのです。

黒質の神経細胞にある神経伝達物質ドパミンがモノアミン酸化酵素によって代謝される際、過酸化水素ができるのでドパミンも細胞死を起こす酸化ストレスに一役買っている可能性があると考えられています（酸化酵素の反応が活性酸素を生じる仕組みは第二章参照）。

がん

がんは正常細胞の遺伝子に複数の変異が起こった結果、細胞増殖の調節がうまくいかなくなることで生じます。第二章で正常体細胞が分裂を繰り返すと染色体のＤＮＡの末端構造であるテロメアが次第に短くなっていき、やがて細胞分裂が止まってしまうことを説明しました。多くのがん細胞ではテロメアの短縮が起こらないため増殖をいつまでも続けることができるのです。増殖のブレーキがかからなくなる上に、幹細胞（第二章参照）と同様にテロメラーゼ活性を持っているからです。かつて、テロメアを長くして老化を遅らせることができないかと考えられたことがありますが、がんのリスクを高める危険につながることにもなります。実際、正常細胞にテロメラーゼの遺伝子を導入して活性を持たせると分裂回数が増えると報告されています。正常細胞がテロメラーゼの活性を失うことはがんのリスクを下げる生物学的な意味があるという意見もあります（テロメアについては五四頁参照）。

がんが高齢者に多い理由は長年のあいだに細胞に変異が蓄積して細胞増殖の異常が起こりやすくなっているからです。実際、細胞ががん化するためには複数の遺伝子変異が起こる必要があります。さらに、高齢ではがん化した細胞を見つけ出して除去する免疫の仕組みが低下するためがん化した細胞が増殖しやすいのです。とりわけ体内に生じたがん細胞の排除に重要な役割を果たしている免疫細胞の一種ＮＫ（natural killer）細胞の働きが加齢で低下してがんのリスクを高めています。

遺伝子変異を起こす原因のひとつが活性酸素です。活性酸素はこれまでの話からおわかりのように細胞内の正常な代謝反応で常に発生しています。喫煙や日常的に浴びている紫外線や宇宙線のような放射線照射でも発生します。もちろん発がんを起こすのは活性酸素ばかりでなくいわゆる環境変異原やタバコの煙のなかの化学物質があります（図2－6参照）。過度の飲酒で発がんリスクが高まることもよく知られています。アルコールの代謝過程で活性酸素が発生するのです。この活性酸素は適度な飲酒の健康増進作用とも関係しているようなので話は簡単ではありません（二一一頁参照）。代謝産物のアセトアルデヒドが遺伝子変異を起こす可能性も指摘されています。わたしたちはこうした危険な物質に囲まれて生きています。しかし、化学物質や放射線で生じたDNA傷害の大半は、細胞が持つ修復機能よって細胞のがん化が防がれているのです。この修復機能を高めてやることによってがんのリスクを下げることが重要です。第二章でお話しした酸化傷害（そしてそのほかのDNA傷害）に対する第三次防御系のDNA修復機能の意義がここにあります（二〇一頁参照）。

骨粗しょう症

年をとると腰や背中が曲がってきます。これはおもに骨格筋萎縮と骨量の減少のためです（一三九頁参照）。閉経後の女性や高齢者では骨量（骨密度）が減少して骨粗しょう症となり、筋肉量の低下とあいまって転倒などによって骨折しやすくなります。

骨はリン酸カルシウムからなる無機物質とコラーゲンを中心とする有機物質からできています。以前は、骨が〝スカスカ〟になるといった表現が使われて、おもにリン酸カルシウムが決めている骨量（骨密度）が骨折の危険因子として重視されていましたが、最近は骨の質の重要性が強調されるようになってきました。骨の質はおもにコラーゲンを中心とするタンパク質によって決まります。コラーゲンは軟骨やアキレス腱のおもな成分ですが、硬い骨にもふくまれています。実際、骨のタンパク質の九〇％がコラーゲンです。骨が適度な柔軟さを持ち簡単には折れないのはそのためです。コラーゲンの量と質が骨の強度に深くかかわっているのです。コラーゲンは細胞内で合成されたあと分泌され、繊維状の分子のあいだに橋をかけるようにして結合し、組織や骨を強固にするのに役立っています。コラーゲンの橋渡しにはビタミンCが必要です（一五〇頁参照）。第二章（八四頁）でお話ししたように、タンパク質であるコラーゲンは活性酸素やブドウ糖による化学変化を受けて異常化します。それによって、骨の質（強度）が低下する可能性があるのです。

慢性閉塞性肺疾患（chronic obstructive pulmonary disease; COPD）

階段を上るなどして体に負荷がかかるとき呼吸が困難になったり、咳や痰が慢性的に出るといった症状がある場合に疑われるのが、慢性閉塞性肺疾患です。長年タバコを吸っている人に多いといわれています。近年、この病気は高齢者人口の増加とともに急速に患者数が増加していて、二〇〇〇年度に行われた日本の疫学調査によると、七〇歳以上の一七・四％が罹患していると報告されています。日本呼吸器学会のガイドラインには「有毒な粒子やガスの吸入によって生じた肺の炎症反応に基づく進行性の気流制限を呈する疾患」という難しい（厳密な）定義が書かれています。「有毒な粒子やガス」とはタバコの煙や大気汚染物質のことで、「気流制限を呈する」とは負荷をかけた場合に息苦しくなるということです。「進行性」とは不可逆的ということで、発症すると回復しにくいということです。

吸い込んだ空気中の有害物質は、肺の細胞に直接触れて傷つけます。有害物質のなかには活性酸素もあり、酸化ストレスを起こす危険があります。細胞傷害によって炎症反応が引き起こされると、それに呼び寄せられた好中球が活性酸素を産生し、肺の細胞が活性酸素によって傷害されるという悪循環が形成されます。これによって、病状が不可逆的に進行していくと考えられています。抗酸化作用のあるビタミンCを合成できない遺伝子改変マウスをタバコの煙にさらして飼育すると、ＣＯＰＤ様の組織学的・生化学的変化が起こります。[12]このことからもＣＯＰＤの発症に酸化ストレスがかかわっていることがうかがわれます。しかし、ヒトで抗酸化ビタミンや抗酸化物質が病状の改善をすることはなく、気管支拡張薬や炎症を抑えるステロイド薬などの対症療法しかないのが現状です。QOLを損ねて日常生活に大きな支障が出るこの病気の発症・進行を抑えるには、禁煙が重要であることはいうまでもありません。

加齢性骨格筋萎縮（サルコペニア：sarcopenia）

骨格筋の萎縮は骨粗しょう症や認知症と同じように直接命にかかわることはありませんが、日常生活に支障が出たり、寝たきりや転倒の原因になったり、自立を妨げてQOLを低下させる病態です。筋肉の萎縮は病気やケガで寝込んで体を動かさない状態や宇宙飛行士のように重力の刺激がほとんどない状態が長期間続く場合だけでなく、加齢によっても起こります[13]。加齢性の骨格筋萎縮はサルコペニア（サルコ＝筋肉、ペニア＝減少症）と呼ばれます。体を動かさない場合や宇宙飛行士の場合の筋萎縮は、筋肉を使わないために起こる廃用萎縮であり、日常生活に戻れば回復します。それに対して高齢者で起こるサルコペニアは回復しにくいという点で両者は異なります。骨格筋は速筋と遅筋*という収縮速度や持久力が異なる筋肉から成り立っています。廃用萎縮では持久力に関連する遅筋の減少が顕著なのに対して、加齢では速筋が減少して瞬発力が衰え、とっさの動きができにくくなるのが特徴です（三三一頁参照）。筋肉量（大腿四頭筋。太ももの前面の筋肉）は40歳以降では毎年一％程度低下するといわれています。

サルコペニアは運動機能の低下を起こすだけでなく、糖代謝や脂質代謝の異常の原因にもなり、生命維持に大きな影響を及ぼします。高齢期にその進行を抑えることが重要です（一八九頁、および第五章図5－2参照）。

筋肉の機能（筋力）は必ずしも筋量と並行して変化するわけではありませんが、腕の筋肉も脚の筋肉も加齢とともに次第に減っていきます。握力などで調べた加齢による筋力の低下は男性のほうが大きいのですが、八〇歳の男性でも四〇歳の女性程度はあると報告されています。

筋力と生命力の関連について、握力が強いほうが生存率は高いことが知られています(14)（図3－3）。これは握力が生命維持に関係しているというよりも、握力の強さは全身的な筋肉量や筋力、さらにはタンパク質そのほかの代謝能力を反映していて、それが生命力にかかわっていると考えるべきでしょう。高齢者は運動不足や栄養欠乏、とりわけタンパク質不足なりやすい上に、肥満や糖尿病などのために慢性的に炎症を起こしがちです。これらの要因はいずれもサルコペニアを起こす原因になります。さらに酸化ストレスもサルコペニアの進行にかかわっていると考えられ

＊速筋と遅筋

速筋とは、鶏肉や鯛の刺身のように白い筋肉で白筋ともいう。遅筋とは、鴨肉やマグロの刺身のように赤い筋肉で赤筋ともいう。短時間の素速い動きが得意なニワトリや鯛、長距離を移動する鴨やマグロの筋肉のちがいを反映している。

図3−3　握力が弱いヒトは死亡リスクが高い

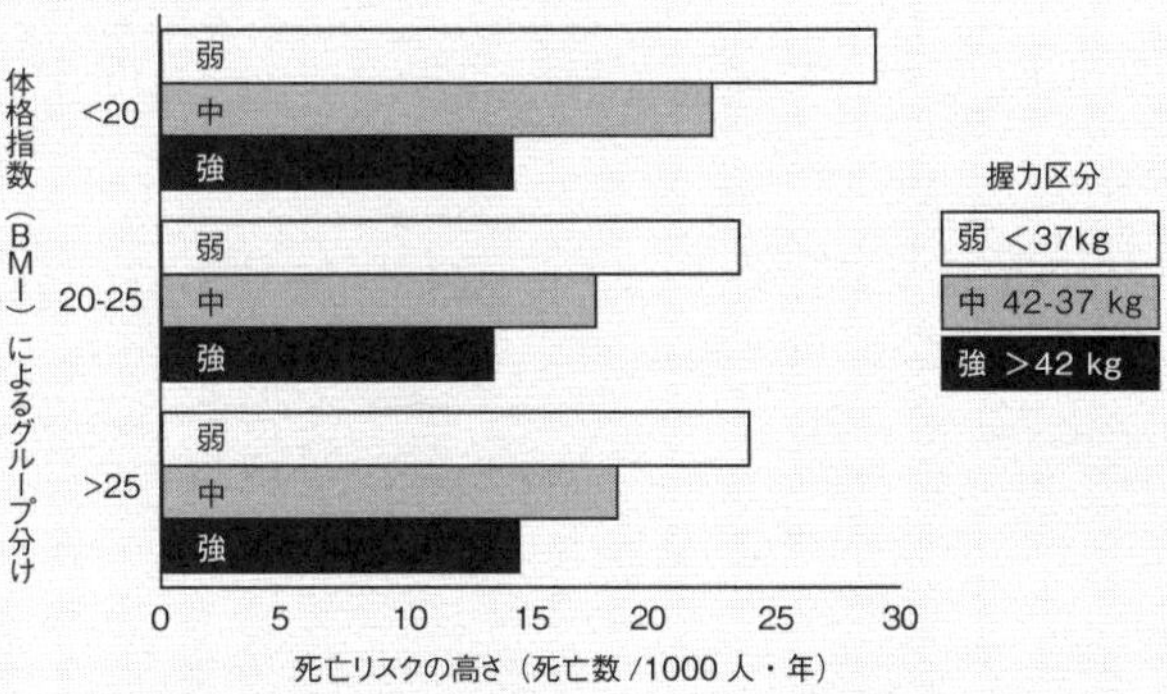

調査対象は、主要な疾患経験のないハワイ在住日系アメリカ人6040人（測定時45-68歳）。握力測定（1965-1970）のあと、30年間、死亡追跡調査を行った。(14)

ています。[15]

筋肉タンパク質量は合成と分解のバランスで決まります。筋肉タンパク質もほかのタンパク質と同様に常に代謝回転しています（九一頁参照）。筋肉量の減少は炎症の亢進やホルモンバランスの変化で合成が低下したり、分解が促進されたりすることによって起こります。たとえば、インスリンは糖代謝との関連で注目されますが、筋肉のタンパク質生合成促進の点でも重要なホルモンです。高齢者では食後の高血糖時に分泌されるインスリンが少ないのもサルコペニアの進行にかかわっていると考えられています。一方、タンパク質栄養が不足しても、合成材料が足りなくなるので筋肉は減少します。高齢者でも十分なタンパク質の摂取が必要な理由です。当然ながら材料がそろっていても、それだけで十分ではありません。運動などによって筋肉におけるタンパク質生合成を刺激することも必要です。とりわけ、有酸素運動よりも筋肉に負荷がかかるレジスタンストレーニング（いわゆる筋トレ）が効果的で、九〇歳前後の高齢者でも有効であると報告されています（第五章図5－2参照）。

このように、加齢で増える病気には活性酸素やブドウ糖が深くかかわっているのです。やっかいなことに、ブドウ糖も活性酸素のもとになる酸素もわたしたちが生きていくのに欠かせないものです。両者の害をできるだけ抑え、健康に長生きするにはどうしたらいいか、第四章ではそのことを考えたいと思います。

Column

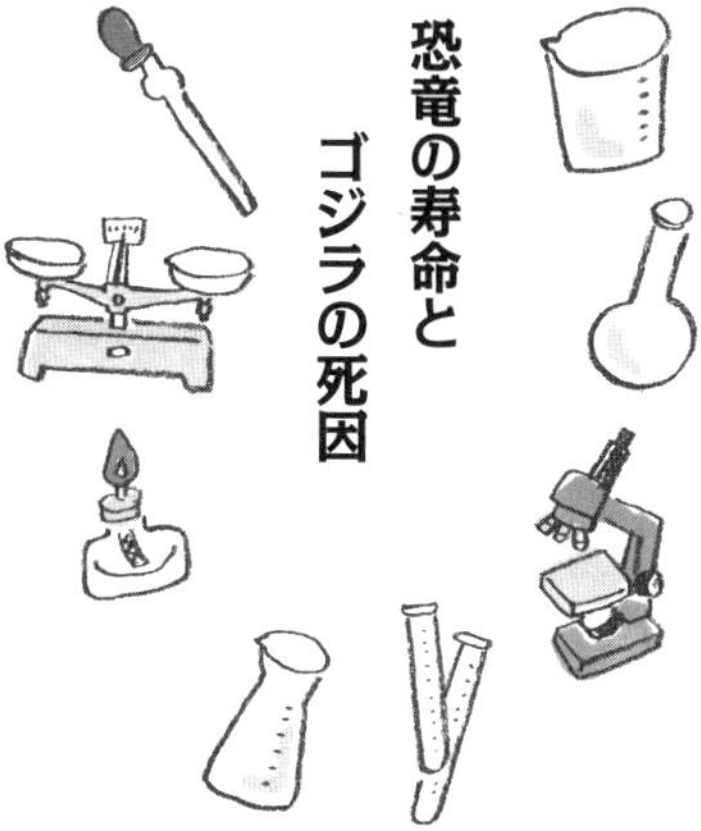

恐竜の寿命とゴジラの死因

は虫類は一般に長生きである。絶滅した恐竜の寿命はどうだったか。出土化石が多い体重五ｔに達するティラノサウルスについては骨に刻まれた〝年輪〟から平均二八年だったと推定されている。[16] 体の大きさから考えても長生きだったとはいえないが、激しい生存競争のため長寿を全うできる個体は少なかったのだろう。恐竜の話となると、僕らの世代はゴジラを抜きにするわけにはいかない。東宝映画にゴジラが登場したのは一九五四年だから、中学生のころだ。当時は今のような恐竜ブームではなかったが、東西冷戦の最中、核実験が盛んに行われた時代に放射能で恐竜を蘇らせた独創的な作品だった。

　だいぶ前のことだがボルチモアで行われたアメリカスポーツ医学会年会で、「老化・病態・運動におけるタンパク質の酸化傷害」という教育講演をすることになった。なにか印象に残るものをと思いついたのがゴジラだ。ゴジラはアメリカでもよく知られたキャラクターだと聞いていた。東京市街を暴れまわったあと、海に入って生まれ故郷の太平洋の島に戻ろうというゴジラを追って、科学者が東京湾の海中で新兵器オキシジェン・デストロイヤーを使って退治するという場面がある。この装置から活性酸素を噴射すればゴジラもイチコロだろう。ゴジラは活性酸素で殺されたと思いこんでいた僕は、これを講演の締めくくりに使おうと思ってゴジラのビデオを借りてきてもらいスライドを作った。ところが渡米間際に博士研究員のA君からあれは酸欠のためだと聞いて〝迷案〟はボツになった。

しかし待てよ、ビデオをよく見るとゴジラは海中に潜ったあと酸欠のため苦し紛れに海面に飛び出したあと再び沈んで死に絶えているようだ。あとから苦し紛れに思いついたのは虚血・再灌流（一二四頁参照）によるゴジラ体内での活性酸素の発生である。心臓や脳では血栓形成などで酸素不足になったあと、暫くして血流が再開して酸素が供給されると、活性酸素が大量に発生して細胞が傷害を受ける。ゴジラの場合もそうは考えられないか。酸欠のあと急に空気を吸いこめば死因は活性酸素の可能性がある……今度はこれでいこう。

第四章

老化を遅らせることはできるのか

老化は病気ではありません。したがって、〝治療〟したり、進行を止めたりすることはもちろん〝防止〟することも〝予防〟することもできません。世の中で〝老化予防〟〝老化防止〟という言い方がされていますが、第一章でも書いたとおり火災防止やインフルエンザ予防などとちがって、老化の場合はそれをなくすことが目的ではなく、できるだけ遅らせて元気に長生きしようというのですから、正しい表現とはいえません。老化介入とか老化制御という言い方がより適切でしょう。

老化制御とは、ライフスタイル、遺伝子操作（実験動物の場合）、そのほかの手段によって加齢とともに進行する生体機能の低下を遅らせること、あるいはそれを部分的ないし一時的に逆戻りさせることです。〝介入〟はある過程に手を加えてその進行に影響を与えるという意味で、軍事介入とか政治介入というように使われますが、この場合自国あるいは自分のグループに都合のいいように事態を変化させることを指します。同様に老化介入というふうに使うときにも、老化を遅らせるという、その人自身にとって有益な変化を起こさせるという意味です。寿命を延ばすことと同じではありませんが、寿命が延びると加齢にともなう機能低下も遅くなることが多いので、一般には寿命の延びをもって制御あるいは介入の効果があったと考えられています。老化制御にしても、老化介入にしても、目的は老化にブレーキをかけることであって止めることではありません。

老化介入の目指すところはふたつあります。ひとつは文字通り老化（加齢による体の機能の低下）を遅らせること、もうひとつは寿命を延長することです。ヒトを対象とした長期の研究には〝後ろ向き研究（retrospective study）〟と〝前向き研究（prospective study）〟があります。後ろ向き研究とは調べたい集団（コホート）のひとりひとりを過去のライフスタイルや経歴に基づいて分類して、個々の項目（たとえば運動習慣の有無）の影響を調べる方法です。この場合は注目する項目以外の要素（交絡因子）による影響をよく考慮しなければならないのはいうまでもありませんが、あるライフスタイルをとる傾向があるというような性格のちがいの影響まで排除することはできません。〝前向き研究〟の場合は研究に参加するコホートのメンバーをライフスタイルなどの項目に偏りのないように無作為に割り振り、本人の意思とは無関係に調べたいもの（たとえば習慣的運動）の影響をみるという方法です。この方法では、たとえば、一方のグループには運動させ、もう一方にはさせないようなライフスタイルを何年にもわたって強制してその影響を調べることになりますから、やはり長期にわたる調査は困難です。運動嫌いのヒトに運動を強制すればそのストレスの影響もあります。動物実験（ラット・マウス）では自発的に行う運動（回転かごを好きなときに回す、など）とトレッドミルの上を強制的に走らせる運動では結果が異なる場合があることが知られています。

そこで動物モデルを使って研究することになります。しかし、老化制御研究に使われる動物の系統が通常の系統よりも短命であることも多く、その寿命が延びて通常の系統の寿命になったに過ぎないこともある（というよりもこういう研究がかなりある）ので結果の解釈には注意が必要です[1]。寿命の延長は単にその系統が持っていた病態の改善によるためかもしれず、生物学的老化が遅くなったためとはいえない可能性があるからです。老化の定義（一二頁参照）に基づけば、寿命の延長ではなく生体機能の低下を遅らせること、ヒトの場合はＱＯＬやＡＤＬの維持向上をもって老化制御というべきでしょう。

モデル動物の実験結果がヒトに当てはまるか、という問題は常についてまわります。第一章でお話ししましたが、系統樹の上でヒトから遠く隔たった生物を使った研究の結果をヒトに当てはめるには問題が多いのです。世の中ではさまざまな抗老化法が主張されています。しかし、その効果が科学的に証明されているものは少なく、専門家といわれる人たちの説明でもまちがっていたり、偏っていたりするものがあるといわざるをえません。第二章でくわしくお話ししましたが、老化の進行には活性酸素が重要な寄与をしていると多くの老化研究者が考えています。そのため抗酸化ビタミンや抗酸化物質の摂取が勧められています。しかし、その効果については否定的な論文も多く、老化介入効果についての証拠は十分とはいえないのが現状です(2)(3)。

この章では一般に関心の高いサプリメント摂取、カロリー制限、運動の抗老化(老化介入)作用について、動物実験およびヒトにかんする研究に基づいて考えてみたいと思います。

抗酸化サプリメントは酸化を進める?

老化のおもな原因が活性酸素だとすれば、酸化傷害を減らすと老化が遅れる可能性があることになります。フリーラジカル説を唱えたハーマンをはじめ、多くの研究者が実験動物に抗酸化物質を投与して老化制御を試みています。天然の抗酸化物質であるビタミンC(以下、VC)やビタミンE(以下、VE)、ビタミンでないカテキンやフラボノイドのようなポリフェノール、β-

カロテン（カロチン）やリコペンのようなカロテノイド（カロチノイド）、生体内で作られるコエンザイムQなどの天然あるいは化学合成された抗酸化物質を投与すると老化関連病態が改善されたという報告はありますが、健常なヒトや動物で寿命延長作用や抗老化効果が確認されたといえるものはほとんどありません[4]。厳しい評価を受けるはずの専門学術誌でも、結果が顕著なものほど掲載されやすい傾向があるため、効果があるという報告が目立つことになりがちです。以下に代表的な抗酸化サプリメントの抗老化作用について、批判的な目でみてみましょう。

抗酸化ビタミン

ヒトは生きていくのに必要なビタミンを合成することはできませんから、食物などで摂取する必要があります。ビタミンが不足すれば病気が発症します。ラットやマウスはVCを自ら合成できるので、VCはネズミにとっては〝ビタミン〟ではありません。しかし、彼らもVEは作ることができません。VCやVEは抗酸化ビタミンといわれますが、ほかにも重要な働きがあります。

VCは血管壁や皮膚、肝臓や腎臓、骨などの組織を作っているコラーゲン繊維（3本の繊維がらせん状に束ねられている細胞外タンパク質）のあいだを化学結合で橋渡しして（架橋して）構造を丈夫にする際の反応に必要です[5]。VCが不足すると血管の強度が低下して出血しやすくなります。コラーゲン繊維の架橋が不十分で血管壁の強度が低下するからです。長期間野菜の補給ができない昔の船乗りなどは、不足が長引いて壊血病になりやすかったことは中学校や高校で習ったと思います。この働きは抗酸化作用とは直接関係ありませんが、生命維持には必要です。

ＶＥはヒトの場合、野菜や果物をふくむ通常の食事をしていれば不足する可能性は少ないと考えられますが、実験的にＶＥを欠乏させたラットでは不妊になったり、神経障害が出たりするとされていますから、不足が有害であることは明らかです。

このような働きのほかに、ＶＣやＶＥはラジカルと反応する性質を持っているので生体内で抗酸化作用を持つことが期待されます。実際、ＶＥを欠乏させたラットで酸化傷害が亢進したり、人為的にＶＣを合成できなくしたマウスでは酸化ストレスが高まることが知られていますから、ビタミンが体のなかで抗酸化物質として役立っていると考えられます(5)。

ＶＣは水に溶ける（水溶性）物質、ＶＥは油に溶ける（脂溶性）物質です。そのため細胞内の抗酸化作用のなかで役割が分担されています。ＶＣは細胞質や細胞外の水が多い環境に生じたラジカルと反応して、ラジカルが水溶性のタンパク質やＤＮＡなどの核酸と反応するのを未然に抑えています。一方、ＶＥは油に近い化学的性質を持つ細胞膜のなかで、脂質が酸化されるのを抑えています。膜のなかの不飽和脂肪酸（エステル）はとても酸化されやすい物質で、いったん反応すると次々と連鎖反応を起こして傷害が拡大されたり、反応性の高いアルデヒドを生成したりします（九七頁参照）。このようにVCやVEはラジカル上の不対電子（六五頁参照）を引き寄せてDNAやタンパク質、生体膜脂質などの重要な生体物質と反応できないようにしてしまう働きがあります。VCやVEは自らがラジカルと反応して比較的安定なラジカルになり、生体物質を酸化から守っているのです（図4-1）。VCラジカルやVEラジカルが比較的安定（ほかの物質に電子を渡しにくい）なのは、それぞれが共鳴構造という特殊な形をとるためです。それでも、いつまでもラジカルの形でいたのでは物騒ですから細胞内にある別の還元性の物質にその電子を渡して再びラジカルと反応できる形に戻ります。VEラジカルは電子をVCに渡し、ラジカルになったVCはVC還元酵素の働きでVCに戻るという具合です。このとき電子を受け取るのはNADPHという補酵素です。NADPHは酸化型グルタチオンを還元して還元型グルタチオンにして第一次、第二次酸化防御系にかかわります（一〇二頁参照）。

では、このようなビタミンをたくさん摂取すれば、酸化が抑えられて老化の進行が抑えられるでしょうか。

VCやVEが不足すると酸化傷害が原因の種々の障害が起こることがあっても、健常人や動物が通常の食事（食餌）のなかのビタミンを摂取するほかにサプリメントとして抗酸化ビタミンを

図4－1 VC、VEはラジカルと反応し酸化から生体物質を守る

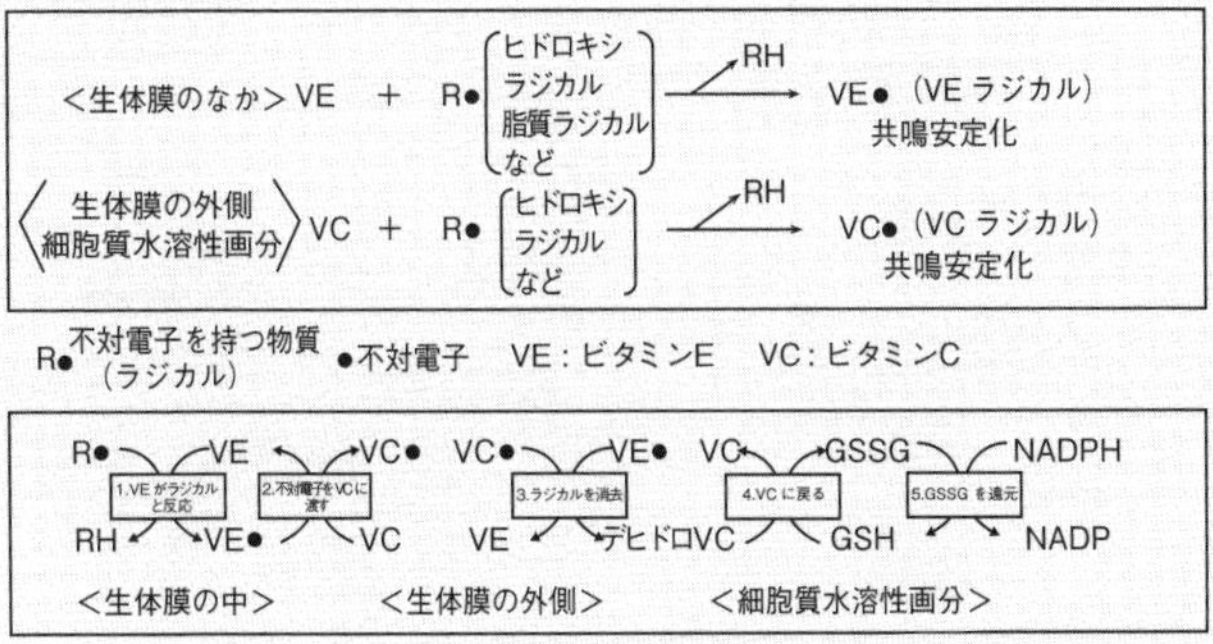

R●不対電子を持つ物質（ラジカル）　●不対電子　VE：ビタミンE　VC：ビタミンC

GSH：還元型グルタチオン　GSSG：酸化型グルタチオン　NADPH：グルタチオン還元酵素の補酵素（NADP）

VE、VCラジカルは不対電子を外に出しにくい共鳴安定化構造をとることで生体を酸化から守っている。

摂取すると老化が遅れるという確固たる証拠はありません。

　食事の量が少なかったり、栄養バランスが悪かったりする高齢者の場合は、サプリメント（補助食品）というよりも、必須栄養素の摂取という意味で必要ですが、健常人では野菜や果物を適度に食べていればサプリメントは不要と考えていいでしょう。特定のサプリメントの大量摂取は無益であるか、むしろ有害作用が起こる可能性があります。図４－２、４－３に例を示すように、そのことを示唆する報告があります。

　図４－２は健常人の一日所要量が一〇〇mgであるＶＣを通常の食事による摂取に加えて、サプリメントとして四〇〇mgを一五週間にわたって摂取した場合の白血球中のＶＣ含有量とＤＮＡの酸化

図4−2 VCサプリメントは酸化傷害を軽減しない例

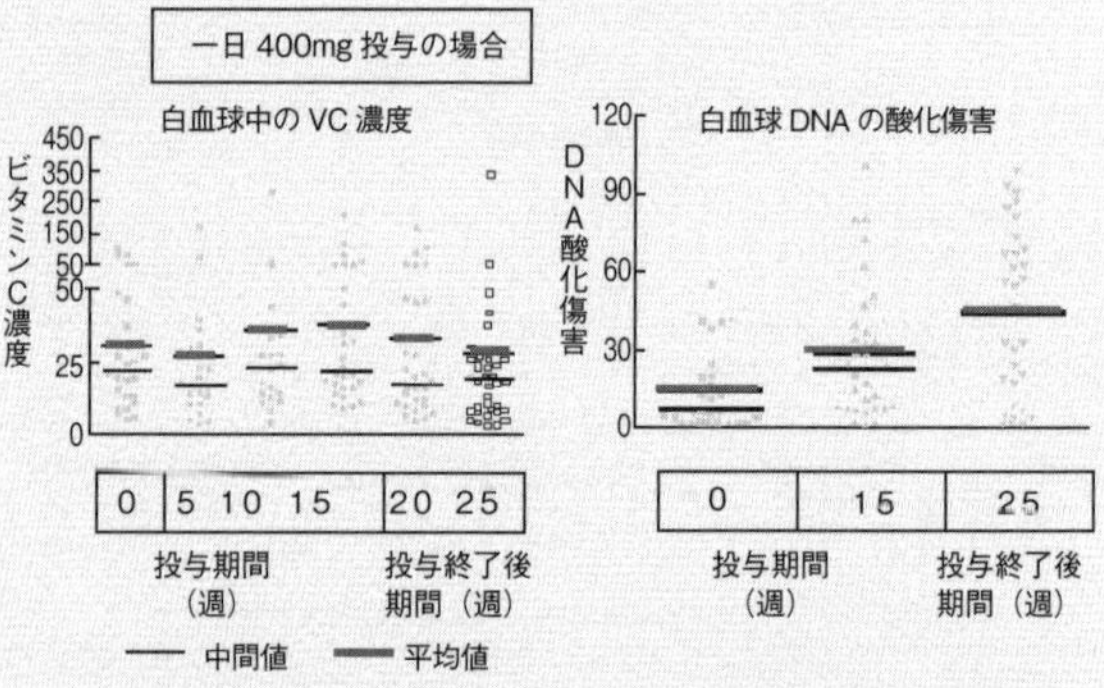

VC 1日400mg を15週間連日投与し、投与を止めてさらに10週間の影響を調べたヒト末梢血白血球 DNA の酸化傷害は軽減しいどころかむしろ上昇した（1日の日本人 VC 所要量は100mg）。(6)

傷害の程度を調べた結果です(6)。水に溶けやすいVCは摂取しても過剰な部分はすぐに排泄されてしまうため、含有量にはわずかな変化しかみられません。一方、DNA傷害の値は投与一五週目では食物だけからの摂取の場合（〇週の値）に比べて約二倍に増えています。さらにサプリメントの摂取をやめて一〇週間経っても傷害は減らないどころか、さらに増加しています（約三倍）。血液中のおもな白血球である好中球の寿命は一日から数日程度といわれていますから、数週間のあいだには傷害を受けた細胞もそうでない細胞も新しい細胞に置きかわっています。高い酸化傷害が何週間にもわたって持続しているという結果は、血中の酸化亢進状態が持続していることをうかがわせます。

図4－3 ビタミンEの大量摂取は総死亡リスクを増加させる？

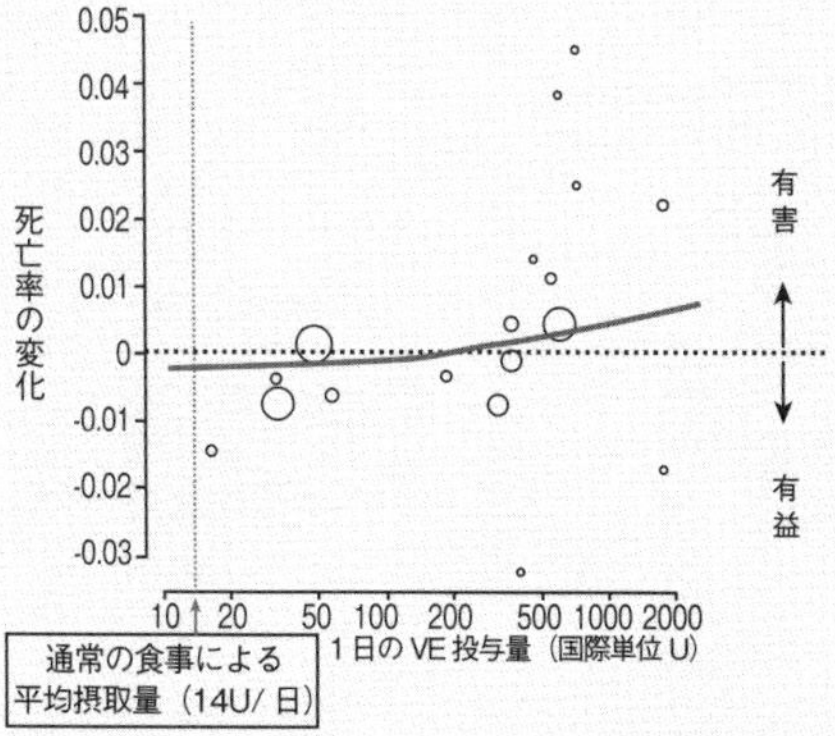

さまざまな病気の患者にＶＥを投与し、死亡率への影響を解析したグラフ。丸は１つの研究を表し、大きさは調査人数を反映。(7)

もちろん白血球ＤＮＡの酸化傷害レベルが上昇したからといって、それだけでがんやその他のリスクが高まることを示すわけではありませんが、ＶＣの過剰摂取で酸化が抑えられるどころか亢進することがある点は問題です。ＶＣには還元作用があり、その限りにおいては抗酸化物質といえますが、生体内にある鉄イオンを還元してそれが活性酸素（ヒドロキシラジカル）を生じる反応（フェントン反応）の触媒になるため（六八頁参照）かえってＤＮＡやタンパク質の酸化を促進する可能性があるのです。実際、わたしたちは実験室で、試験管のなかで効率よく酸化タンパク質を作るのに、鉄イオンのほかにＶＣを加えています。ＶＣが鉄イオンを還元し、結果としてそれが触媒になって酸化を促進するからです。

図４－３はＶＥの延命効果にかんするメタアナリシス（meta-analysis）の結果です[7]。メタアナリシスというのは同様の目的で行われた類似の研究報告をたくさん集めて総合的に判断する解析手法です。とりわけ、ヒトにかんする研究で対象となる集団のちがいで結果が異なる場合には、こうした研究手法が有用になります。この研究ではＶＥを投与した臨床研究の結果を集めて評価しています。個々の研究はなんらかの病気の治療のためにＶＥの大量投与を行っているので、健常人への投与実験ではありませんが、必要量の何十倍もの投与レベルまで調べても延命という有益な効果はほとんどみられず、むしろ高用量では死亡率が上昇する傾向さえみられています。ＶＥはＶＣとちがって脂溶性で蓄積する性質があるのでその影響が出ているのかもしれません。いずれにしてもＶＥを必要以上に摂取しても益はないということはこの報告からわかると思います。

ＶＥについては抗酸化作用を通じて動脈硬化病変を抑えて心疾患のリスクを減らす効果があるといわれていますが、最近、マウスを使った研究において骨量を低下させる作用があると報告されました[8]。骨の形成は骨芽細胞と破骨細胞がバランスよく働くことで進行しますが、骨粗しょう症のような病態では破骨細胞の機能が勝って骨量が減ってしまいます（一三六頁参照）。健康なマウスやラットにＶＥを過剰に（体重あたりの量にしてヒトでサプリメントとして使われている程度）

与えた場合、破骨細胞の働きが強められて骨量が減少するというのです。ＶＥのこの作用は抗酸化能力とは関係がないことが示されています。ヒトでも同じかどうかについては今後の課題ですが、この報告は図４－３のメタアナリシスの結果とともにＶＥの過剰摂取の問題点を指摘するものです。

以上のように抗酸化作用を期待したＶＣやＶＥの過剰摂取は有益というより、有害になりうることに注意すべきでしょう。

ポリフェノール

植物にふくまれているポリフェノールは天然の抗酸化物質として人気があり、野菜や果物のジュースや青汁などで含有量の高さを売り物にしたり、コーヒーやチョコレート（カカオ）にも多くふくまれることが話題になったりもしています。ポリフェノールは植物にとっても強い直射日光による酸化傷害への防御物質として役立っていると考えられていて、ほとんどの植物に存在します。

消毒薬に使われる石炭酸（フェノール）は炭素６個が環状につながった形（いわゆる亀の甲）をしたベンゼンの化学構造に一個の水酸基（ＯＨ）が付いたものです。図４－４の例（カテキン、

図4－4 天然の抗酸化物質の例

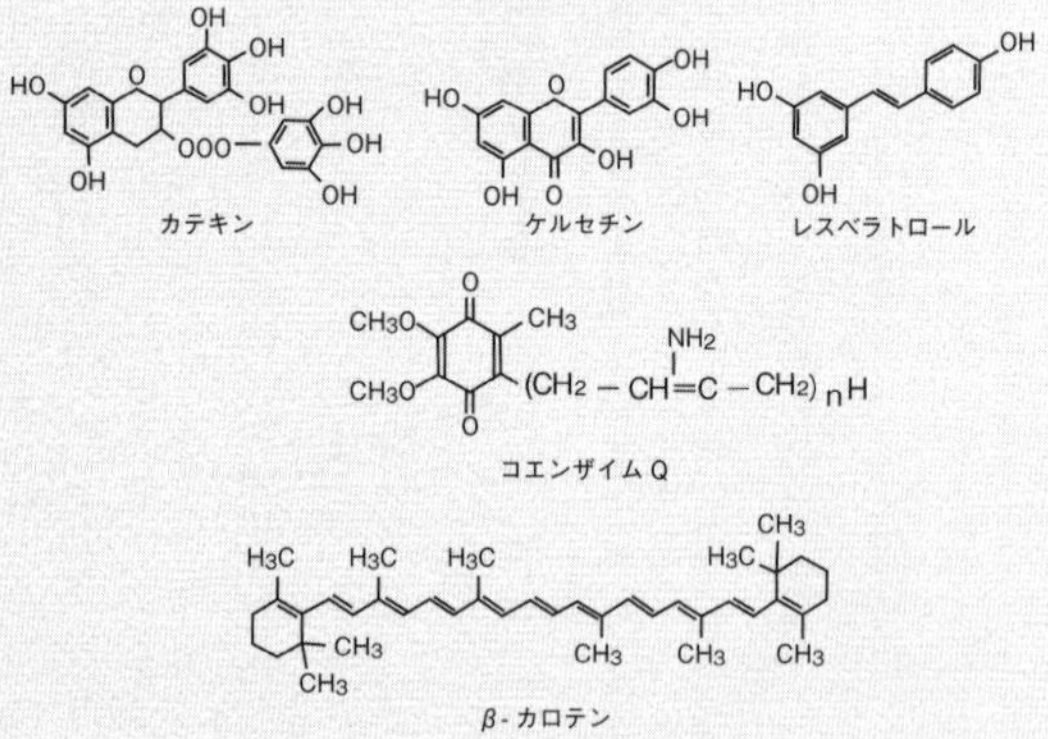

カテキン、ケルセチン、レスベラトロールはポリフェノールの一種。

ケルセチン、レスベラトロール）に示すように、ポリフェノールは文字通り複数のベンゼン核（ベンゼンの化学構造）に水酸基が付いた構造をしています。この化学構造がラジカルと反応しやすい性質を持つためにポリフェノールは抗酸化作用を持つのです。

抗酸化物質（アンチオキシダント）のポリフェノールは、実は酸化促進物質（プロオキシダント）としても働きます。抗酸化作用が強いとして、お茶の成分であるカテキンも人気がありますが、過酸化水素の産生を介してヒドロキシラジカルを生じ、生体分子を傷害する可能性が指摘されています。[9] ＶＣもそうですが、多くの場合、抗酸化物質といわれている物質は酸化促進物質にもなりうる諸刃の剣です。[10] 非常に強力な抗酸化物質を摂取して、体中のラジカルが消去されることになったとしたら、そのこと自体が有害でありうるばかりでなく、酸化促進作用のために酸化ストレスが亢進しかねないでしょう。

カロリー制限の抗老化作用に似た作用を持つことで注目されたレスベラトロールも、ポリフェノールの一種ですが、主張されている作用は抗酸化作用に基づくものではありません。レスベラトロールについてはのちほどくわしくお話しします。

コエンザイムQ

加齢とともに体内での産生量が減少し、抗酸化能力が低下するので補充すべきだといわれているコエンザイムQ（補酵素Q）はどうでしょうか。コエンザイムQはミトコンドリアの膜のなかに存在していて、酸化還元反応を介してエネルギー（ATP）の産生に必須の成分です。一〇二頁にもでてきた補酵素とは酵素（酸化還元酵素）の働きを助ける低分子量の化合物で酵素ではありません。

コエンザイムQはヒトでもマウスでも体内で合成されます。合成経路はコレステロールの合成と共通する部分があり、コレステロールと同様に必要量が合成されるよう調節されています。高コレステロール血症に使われるコレステロール合成阻害剤（スタチン）はコエンザイムQも減少

図4−5 コエンザイムQサプリメントでマウスの平均寿命は延びない

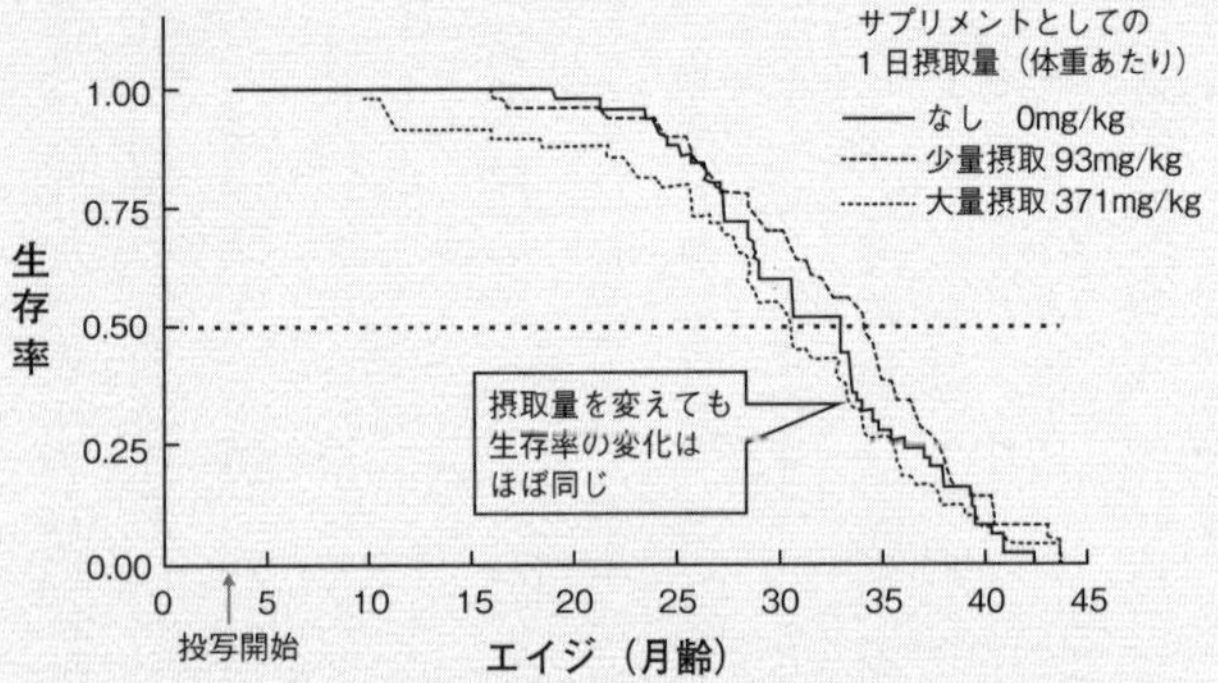

コエンザイムQ10サプリメントは、ミトコンドリアの活性酸素発生、タンパク質酸化傷害を軽減しない。(12)

させる可能性があります。ミトコンドリア以外の細胞膜のなかにも存在しており、還元型が抗酸化物質として働いていると考えられています。加齢で減少するという報告がありますが、そのために老化が促進されている証拠はありません。むしろ、ミトコンドリアではコエンザイムQがかかわる酸化反応で産生される活性酸素が情報伝達物質として重要な働きをしているという指摘があります[11]。この考えによればコエンザイムQは活性酸素の産生を介して有益効果を持っていることになります。マウスを使った実験でサプリメントとして与えたコエンザイムQが寿命を延長するか、酸化ストレスを下げるかが調べられていますが、ともに効果はないという結果です[12]（図4−5）。このようにコエンザイムQに抗老化作用があるという主張は

図4－6 “抗酸化物質” カロテノイドは酸化促進作用も持つ

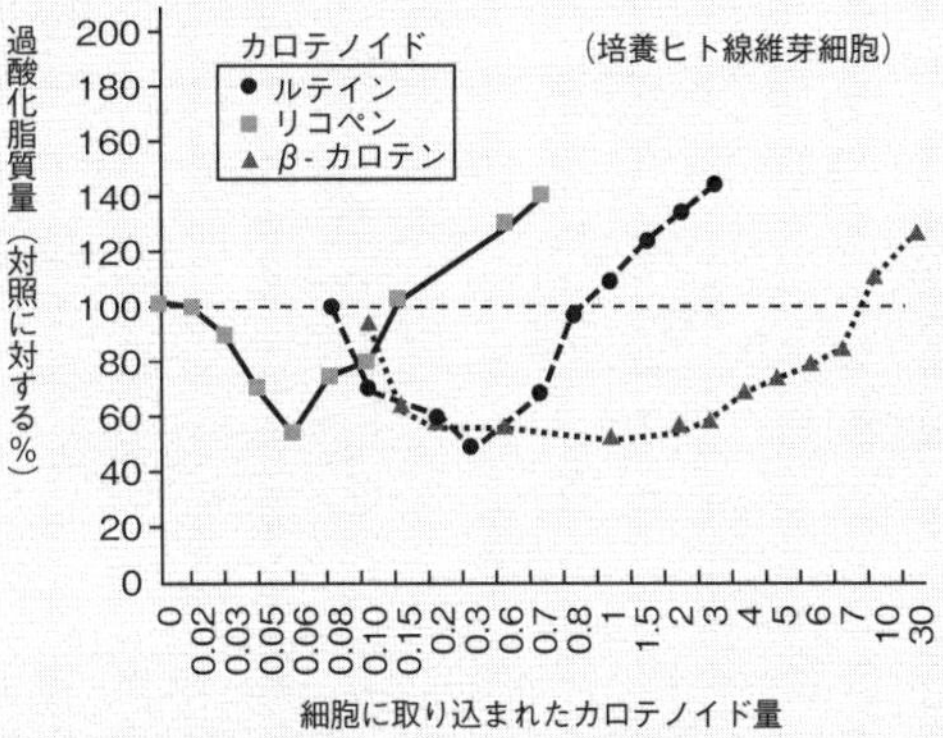

低濃度では抗酸化作用を持つが高濃度では酸化促進作用を示し、用量反応曲線がＪ型（Ｕ型）になる。(14)

疑わしいといっていいでしょう。なお、コエンザイムQの合成ができなくなった線虫の変異体の寿命が長かったり、野生型ではコエンザイムQのサプリメントによって寿命が延長するといった、一見矛盾する現象も報告されています。

リコペン（リコピン）・β-カロテン（カロチン）・ルテイン

いずれもトマトやニンジン、ホウレンソウなどの緑黄野菜に多くふくまれています。二重結合が多い化学構造をしているためラジカルと反応してその作用を弱め、抗酸化作用を発揮します。カロテノイドもポリフェノールと同様に植物一般が持っている成分で、強い太陽光線のエネルギーによる酸化作用に対する防御物質と考えられています。抗酸化作用があるため、抗老化効果を期待して摂取されることがありますが、老化を遅らせるという証拠はありません。

少量なら問題ないでしょうが、大量に摂取した場合には有害作用が起こりえます。一九九〇年代にアメリカでβ－カロテンによる肺がん高リスク者（喫煙者、アスベスト曝露者）に対する介入研究が行われました。その結果、予期に反して肺がんそのほかの原因による死亡者がかえって増加したために研究は途中で中止になりました[13]。なぜ死亡者が増加したか、そのメカニズムはわかりませんが、カテキンの場合と同様に、活性酸素を増加させたためかもしれません。実際、〝抗酸化物質〟のカロテノイドを培地に加えて培養細胞に紫外線を照射したあと、脂質過酸化の程度を測定すると、低濃度では過酸化のレベルは下がりますが、高濃度では逆に高くなっています[14]（図4－6）。つまり、カロテノイドが低濃度では抗酸化作用、高濃度では酸化促進作用をもつのです。

ここでお話ししたポリフェノールなどの抗酸化サプリメントが、抗酸化作用によってではなく、酸化ストレスを適度に高めることによって生体の抗酸化活性を高め、結果として酸化ストレスを軽減している可能性を示唆してもいます。このことについては本章の後段（ホルミシスと運動の項）でくわしくお話しします。

ホルモン

ホルモンは身体全体の恒常性維持（二二〇頁参照）のために働く重要な物質です。通常、ホルモンは産生組織（脳や膵臓など）とそれが働く標的器官（体中のいろいろな組織）が離れているため、血流に乗って標的器官に運ばれます。標的器官の細胞の細胞膜や核には、ホルモンが結合するタンパク質であるホルモン受容体*があります。ホルモンの作用が発揮されるためには、適切なタイミングで必要量が分泌され、受容体に結合しなくてはなりません。ホルモンのなかには、女性ホルモンや男性ホルモンのように産生量が加齢で低下したり、受容体の数が減少するために作用が衰えるものがある一方、インスリンなどのように大きな加

＊ホルモン受容体
ホルモンは産生細胞から血流で運ばれて、離れた標的器官の細胞表面や細胞内のホルモン特異的タンパク質に結合して作用を発揮する。標的細胞にある結合タンパク質を受容体という。ホルモンは受容体に結合したあと、それぞれ情報伝達系を通じて、あるいは遺伝子の転写を介して特定のタンパク質の活性を変化させたり、新たなタンパク質を合成したりして機能する。

齢変化はみられないものもあります。一般に受容体自体のホルモン結合性は加齢であまり低下しないといわれています。

生殖能力は生命力・活力の象徴として古来人々の関心の的になってきました。生殖に大きな役割を持つホルモンが老化との関連で注目されるのは当然のことでしょう。子孫を残すために必要な男性ホルモン（テストステロンなど）も、女性ホルモン（エストロジェンなど）も、生物学的な必要性が低下する中高齢期には減少します。とりわけ女性ホルモンの血中レベルは閉経期を境に急速に低下し、更年期障害の原因とされています。さらに男女とも成長ホルモン系の活性が加齢にともなって低下し、高齢期の筋肉量や骨量の減少の原因のひとつになっています。いずれも次の世代を生み育てるためや生存競争を勝ち抜くために若い時期には重要な意味を持っていますが、高齢で必要性が低下するのは自然の摂理です。しかし、加齢で低下したホルモンレベルを高めて若返ろうというホルモン療法は昔から行われています。一九世紀の末にブラウン・セカールというフランスの生理学者がイヌやモルモットの精巣抽出液を自らに注射したところ若返りの兆候がみられたと報告しています。使われた量の抽出物にふくまれていると考えられるテストステロン量では作用はみられないはずとされていますから心理的なものだったのかもしれません。当時は知られていなかった免疫反応の点からみても危険な実験だったのですが、老化における内分泌系の重要性を一世紀以上昔に指摘したことは評価されるべきでしょう。近代では純粋なホルモンを投与するホルモン補充療法が行われることがあります。しかし、病気治療の場合は別にして、抗老化や若返りの目的で使うことは勧められるものではありません。多くのホルモンは相互に影響し合って体全体の生理状態のバランスを保っているので、一部を人為的に増加させることでバランスを乱すことになるからです。

女性ホルモン：閉経にともなう、いわゆる更年期障害の軽減のため投与されることがありますが、乳がんや子宮がんのリスクを上げる副作用の可能性があります。抗酸化作用があり、女性のほうが男性より長生きである仕組みのひとつだという意見もあります。しかし、その目的で摂取が勧められるものではありません。また、閉経後の女性がアルツハイマー病になりやすいといわれていますが、女性ホルモンとアルツハイマー病発症の因果関係は明瞭ではありません。

男性ホルモン：オリンピック選手やプロスポーツ選手が筋肉を増強するために使って問題になることからもおわかりのように、タンパク質の合成促進など、成長や闘争のための体作りに役立つホルモンです。加齢で減少するため女性ホルモン同様に補充によって抗老化作用が期待されますが、前立腺がんリスクを高めるような副作用が問題になっています。

成長ホルモン：成長ホルモンは脳下垂体から分泌され、タンパク質生合成や細胞増殖、骨の発育を促進する成長期に必要なホルモンです。成長ホルモンはインスリン様成長因子（IGF-1）と呼ばれるホルモンの合成分泌を刺激して体の成長を促進します。マウスやラットなどの実験動物では成長ホルモンの分泌や受容体に遺伝的な欠陥があったり、インスリン様成長因子の働きにかかわる遺伝子に変異があったりすると、寿命が延びることが知られています。その仕組みは酸化ストレスの軽減、発がん率の低下などによるといわれています。しかし、こうした動物は健常なホルモン機能を持つものに比べて成長が遅く小柄で、繁殖力も弱く、長寿と繁殖力は互いに相容れないようです。限られたエネルギー資源をどちらに使うかで両者は二律背反（trade-off）の関係にあります。ペットとしてさまざまな姿・形・大きさのものが作られているイヌでも、一般に体が小さいほうが長命であることが知られています。

成長ホルモンもインスリン様成長因子も加齢で低下するため、それを補えば抗老化になるという考えから成長ホルモン補充療法が行われることがあります。しかし、マウスを使った研究では成長ホルモンが老化を促進して寿命を縮めるという報告もあります[15]。成長ホルモンは発がんのリスクを高める危険があり、アメリカでは病気治療の目的以外で使うことは法律で禁止されているそうです[16]。

インスリン：インスリンはエネルギー代謝の根幹であるブドウ糖の利用に欠かせない存在ですが、タンパク質や脂質の代謝にも重要です。膵臓で合成分泌され、体中の細胞にある受容体に結合して作用します。インスリンの分泌が減ったり、働きが悪くなったりすれば、糖尿病を発症することはご存じのとおりです。線虫や昆虫にも哺乳類のインスリンに似た働きをすると考えられる物質とその受容体（インスリン様成長因子と受容体）があります。線虫はインスリン様成長因子受容体、およびその関連タンパク質の異常で寿命が大幅（一・五倍から数倍）に延びるため、その寿命延長作用メカニズムがくわしく研究されています。ショウジョウバエでも同様の受容体の遺伝子変異で寿命が延びるという報告があります。

線虫やショウジョウバエでインスリン様成長因子の受容体変異で寿命が延びるとなると、ヒトなどの哺乳類ではどうか、知りたいところです。第三章（一二六頁）で説明しましたが、ヒトではインスリン機能が低下すれば糖尿病を発症し、健康に支障が出ますから、寿命延長は起こらないと予想されます。実際、マウスでインスリン受容体を欠損させると生まれたあと急速に糖尿病症状を起こして短期間で死亡しますから、哺乳類のインスリンの働きが線虫やショウジョウバエのインスリン様成長因子受容体を介した働きとは異なっていることは明らかです[17]。

メラトニン：メラトニンは生体リズム（概日リズム：約24時間の周期で変化する生体機能のリズム）をつかさどっている松果体《しょうかたい》ホルモンです。時差ぼけに効く、抗酸化作用があると話題になったことがあります。メラトニンは夜にレベルが高くなり、日中は低下します。時差ぼけに対する作用は睡眠周期をリセットするのに役立つためと考えられています。一方、レベルが加齢で大幅に減少するため老化との関連が注目されました[18]。マウスにメラトニンを投与したら平均寿命・最長寿命が延びたという報告があります。しかし、その後、実験に問題があることが明らかになりました。使われたマウス（3種類の系統）にはメラトニン合成の欠陥があったのです。健常マウスに同程度のメラトニンを投与したらがんを発症し、寿命が短縮しました。試験管内ではメラトニンに強い抗酸化活性が認められていて、一時期、生体内でも抗老化作用を持つかもしれないと期待されたのですが、その後は老化との関連では顧みられなくなりました。

以上のように、加齢で低下したホルモン濃度を人為的に増やして老化介入する方法は病的状態の改善以外には問題が多いといえます。

カロリー制限はヒトでも抗老化作用があるか

老化モデル動物を使った研究

ラットをカロリー制限食で飼育すると寿命が延びることが初めて報告されたのは一九三五年のことです（実際行ったのは食餌制限でカロリーだけを制限したわけではない）。その後、このことがネズミで繰り返し確認されただけでなく、多くの動物種（イヌ、サカナ、ハエ、クモ、線虫、ミジンコなど）でカロリー（あるいは食餌）を制限すると寿命が延びることが報告されました。一般に動物をカロリー制限食（自由摂食の三〇～四〇％減の餌）で飼育すると平均寿命も最長寿命も四〇～五〇％延長します。カロリー制限実験では、摂取カロリーだけを制限してほかの成分量は変えない場合（カロリー制限）と餌の量全体を制限する場合（食餌制限）があります。後者の場合はほかの成分の量も制限されることになりますが、通常ビタミンなどの必要成分は十分量ふくまれているので三〇～四〇％の制限で栄養不足になることはないと考えられています。本書では両方の場合ともカロリー制限ということにします。ハエや線虫を使う研究では餌のなかのカロリーだけを制限するのは難しいので、通常、食餌量を制限することになります。

老化制御研究のためのマウスやラットを使ったカロリー制限実験ではほとんどの場合、離乳期あるいは若齢期から生涯にわたって制限をしています。少数ですが、中齢期以降に長期にわたって制限をした研究もあります。その場合でも効果は顕著ではありませんが、寿命延長・抗老化作用があると報告されています。

カロリー制限の抗老化作用メカニズム

カロリー制限の抗老化作用メカニズムについて、自由摂食では無制限に食べさせるので肥満のために短命になり、餌を制限することで適正なカロリー量になり寿命延長や抗老化作用がみられるのではないかという意見があります。その可能性は完全には否定できませんが、図４－７に示すように制限の程度を変えるとそれに応じて寿命延長作用がみられますから、カロリー制限が老化を進めている根本的な仕組みに影響していると想像されます。[19]

マウスやラットではカロリー制限によってがんや腎臓障害などの加齢関連疾患の発症が減少し、

図4−7 カロリー制限は程度に応じて寿命を延ばす

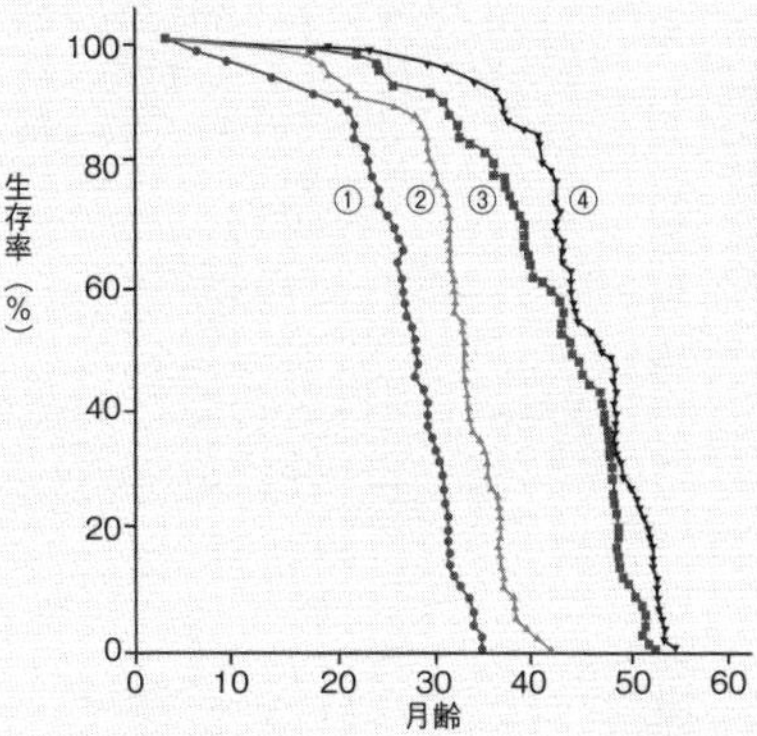

	摂食量	平均寿命 (%)
①	自由摂食	27.4(100)
②	①の 75%	32.7(119)
③	②の 60%	42.3(154)
④	②の 50%	45.1(165)

幼若期から生涯にわたってカロリー制限をしたラットの生存曲線。
制限の程度に応じて寿命が延長している。(19)

生体機能の加齢による低下が遅くなります。第三章でお話ししたサルコペニアの程度も軽減されます。第一章（一七頁参照）でお話ししたゴンペルツ曲線の傾きも緩やかになるので老化自体が減速しているようです[20]。また、カロリー制限の寿命延長作用は幅広い動物種でみられるため、種を超えた共通の抗老化メカニズムがありそうです。そこでわたしたちはカロリー制限の抗老化作用メカニズムを研究すれば生理的老化のメカニズムそのものの理解にもつながるのではないかと考えました。

　第一章で説明しましたが、ラットおよびマウスの生存率や生理機能の加齢変化をみるとネズミではヒトのおよそ30倍の速さで老化が進行しているようです。ネズミを使ってカロリー制限の抗老化作用メカニズムを研究して、それをヒトに当てはめて考えようとする場合、あまり若い動物にカロリー制限をするのは得策ではありません。ネズミの研究結果をヒトに当てはめようとする場合、長寿を願って子どもにひもじい思いをさせようという親はいないでしょう。健康長寿を考えだす五〇〜六〇歳くらいのヒトに相当する二〇〜二四月齢くらいの動物を使って研究するのがより適切です。そこで、わたしたちはこのくらいの月齢のネズミを使ってカロリー制限の研究をすることにしました。

生まれてからずっと自由摂食させたネズミにいきなり三〇〜四〇%のカロリー制限をすると、共食いをしたり、個別に飼っても死んでしまったりします。そのため中齢から制限する場合は一匹ずつ飼って餌を段階的に減らしたり、一日おきに与えたりします。そうすると二カ月から三カ月のあいだに体重が三〇〜四〇%減少します。こうしたネズミについて老化指標を調べて、カロリー制限の抗老化作用メカニズムを研究しました。

異常タンパク質蓄積に対する影響

第二章（八四頁参照）でお話ししましたが、老齢マウスの組織内には異常酵素が増えてきます。肝臓では一カ月のカロリー制限で異常酵素は若齢動物のレベルにまで低下しました[21]。低下速度は遅いものの、脳でも二カ月制限するとやはり若齢のレベルになります。このことは、カロリー制

図4−8 老齢期のカロリー制限でタンパク質分解が早まる

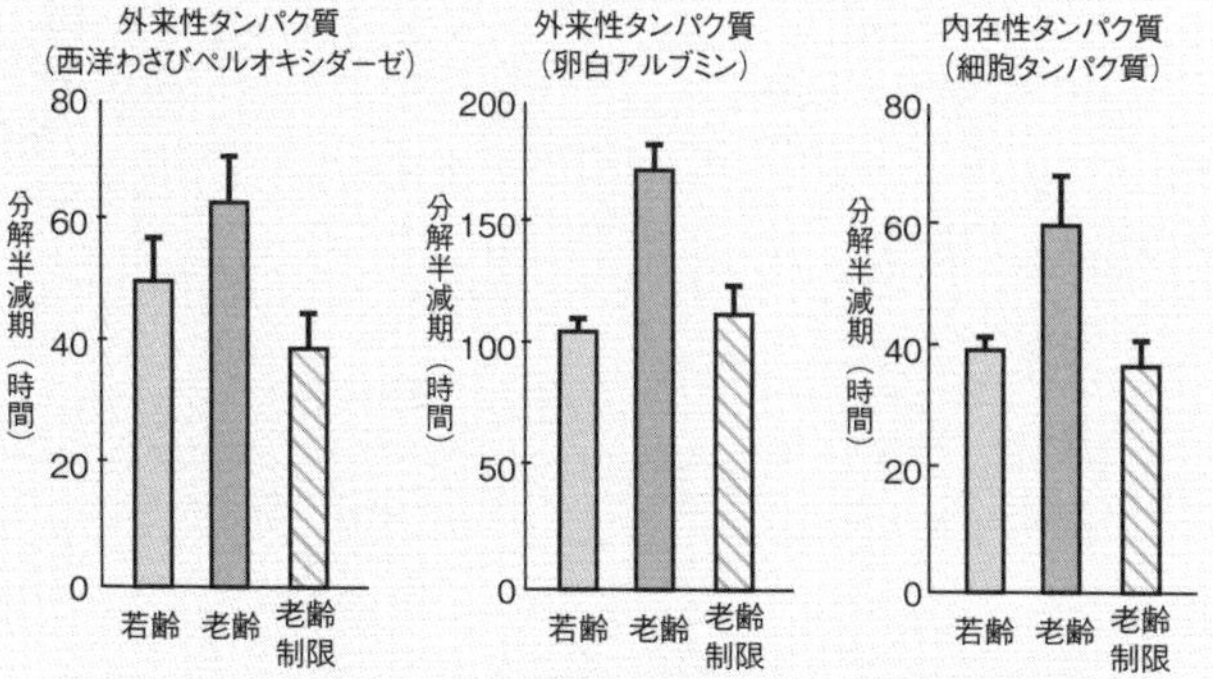

若齢は４〜７月齢、老齢は25月齢の初代培養老若マウス肝実質細胞を使用。食餌制限23月齢から２カ月追跡。カロリー制限率は40%。(22)

限によって、異常タンパク質の分解・除去が亢進し、タンパク質が〝若齢化〟しうることを示唆しています。実際、老齢マウスを餌の量を制限して二カ月ほど飼育し、肝臓細胞を取り出してタンパク質の分解半減期を調べてみると、老齢期に延長した半減期がカロリー制限群では若齢動物並みに短縮していました[22]（図4−8）。酸化変性タンパク質を分解する酵素（プロテアソーム）の活性も上昇しました[23]。したがってカロリー制限で異常タンパク質は除去され蓄積しにくくなっているようです。カロリー制限は加齢によるタンパク質生合成活性の低下も抑制することがわかっていますから、タンパク質の代謝回転（合成と分解。図2−11参照）が速まって異常タンパク質の蓄積を抑えていると考えられます。

老齢のラットでは酸化変性したミトコンドリアタンパク質が増加しますが、老齢期からのカロリー制限によって酸化変性タンパク質が若齢レベルにまで減少することがわかりました(24)。カロリー制限はミトコンドリアにおける活性酸素の発生を抑えたり、あるいは酸化変性タンパク質を分解除去する活性を高めたりする作用があるようです。異常化したミトコンドリア全体が除去されて、残った正常なものから新たなミトコンドリアが形成されてくることも考えられます。実際、カロリーを制限したり、飢餓状態にしたりするとミトコンドリアなどの細胞小器官を分解する自己貪食能*が高まることが知られています(25)。小器官を丸ごとリフレッシュして悪くなった細胞機能を改善しようという戦略です。

このように、加齢で増えた酸化変性タンパク質が中高齢期からのカロリー制限で減少することが明らかになりました。第二章で説明したように、タンパク質の異常が生体機能に大きなかかわりを持つと考えられることから、その異常を軽減することがカロリー制限の抗老化作用メカニズムのひとつであると考えられます。

＊自己貪食能
細胞内で細胞小器官を取りこんで分解する仕組み。細胞小器官の１種であるリソソームがミトコンドリアなどを包み込んで消化酵素で分解する。

そのほかの抗老化・寿命延長作用メカニズム

本章ではタンパク質の加齢変化を軸にカロリー制限による抗老化作用の仕組みを考えてきましたが、おもにネズミを使った研究結果に基づいてほかのメカニズムも提案されています。

老化のフリーラジカル説に基づいてカロリーを制限すると、エネルギー消費量が低下することで酸素消費量も減少し、おそらく活性酸素の産生も低く抑えられるため寿命が延長するのではないかと考えられたことがあります。しかし、脂肪以外の部分の体重（除脂肪体重）あたりのエネルギー消費量はカロリー制限動物と自由摂食動物とで変わりません。脂肪組織はエネルギーを貯蔵することに特化しているため酸素消費が少なく、酸素をあまり使わないため活性酸素の産生も少ないので、酸素消費の活発な組織の重さ（除脂肪体重）あたりで比較したわけです。

また、ラットで一匹ごとに除脂肪体重あたりのエネルギー消費量と寿命の関係を調べた研究によると、エネルギー消費量が多い、すなわち酸素消費量が多いほうが長命であるという予想外の結果も報告されています。(26) これらの事実はカロリー制限が酸素消費を低下させることで寿命を延長するという考えには合いません。

ＤＮＡ傷害の軽減：カロリー制限ではＤＮＡ傷害修復酵素の活性化が起こりますから、傷害が

減少し、発がん率が下がるため、寿命が延びる可能性があります。

体温の低下：変温動物のサカナ・昆虫・線虫などは、一定の範囲内では環境温度が低いほうが長命です。一般に身体の大きい動物ほど体重あたりのエネルギー消費量が少ないため代謝速度が遅く、最長寿命も長くなります。このことは代謝速度を低下させると寿命が延びる可能性を示唆しています。事実、冬眠するほ乳類のハムスターは代謝速度が遅く、冬眠期間が長い個体のほうが長生きします。

ローゼンバーグ（B. Rosenberg）らは、もし恒温動物であるヒトの平均体温を変温動物のように下げることができたら寿命はどうなるかというおもしろい予想をしました[27]。二度の低下だと七二歳の平均寿命（当時）が一〇〇歳になります。もちろん低体温による活動低下などＱＯＬが問題です。遺伝子操作によって体温調節中枢の遺伝子発現を調節して低体温にしたマウスの寿命が長くなったという報告もありますから、理論的には体温を下げて寿命を延ばすことは可能かもしれません。

こうした考えや実験結果に触発されて、ロス（George Roth）らは体温の高いヒトと低いヒトの生存率を調べました[28]。その結果、確かに体温の低いヒトは高いヒトよりも長寿だったとしています。カロリー制限でも代謝活性の低下によって体温が下がります。それが発がん率とがん細胞の増殖を抑えて、寿命延長に寄与していると考えられるという報告もあります。

グリケーションの低下：低カロリーで血中ブドウ糖レベルが下がるため糖毒性が低減するのも、漸進的な抗老化メカニズムのひとつになりえます。

ホルミシス効果：カロリー制限研究の大御所マソロ（Ed Masoro）はカロリー制限の抗老化作用はホルミシス効果によると主張しています[29]。ホルミシスについては後段の「運動ホルミシス」二〇三頁でくわしく説明しますが、強い刺激は有害でも弱い場合には有益になる現象のことです。彼はカロリー制限によって、ストレスホルモンのグルココルチコイドの血中レベルが恒常的に高くなり（軽度のグルココルチコイド過剰状態）、種々のストレスに対する耐性が強まり、抗老化作用を発揮していると考えました。実際、ストレスホルモンの一種グルココルチコイドの血中レベルがカロリー制限動物では自由摂食の場合に比べて高いことが知られています。

なお、ネズミをカロリー制限下で飼育すると餌を探して活動性が高まるので、後述するような運動の有益なメカニズムが加わって抗老化作用を発揮している可能性も否定できません[30]。わたしたちの研究でも、カロリー制限下のネズミを観察すると餌を探してよく動き回っていますから、その影響も大きいのではないかと考えられます。

レスベラトロール

二〇一一年六月にNHKスペシャル「あなたの寿命は延ばせる 発見！ 長寿遺伝子」が放送されて以来注目されているレスベラトロールについては、まちがった情報が氾濫しているのでくわしくお話ししたいと思います。

以前から抗酸化作用などを持つ天然物として知られていたポリフェノールの一種レスベラトロールが一般の人々の目に触れたのはおそらく二〇〇三年八月に「老化を抑える物質「発見」――米グループ 酵母の寿命7割増」という見出しの新聞記事が出たときのことではないかと思います。著名な科学雑誌『Nature』が「レスベラトロールを与えられた酵母の寿命が延びた」という論文(31)を掲載し、それを一般新聞が取り上げました。記事には、この発見をヒトの寿命延長に応用することも考えられ、企業が長寿薬の開発に乗り出せば株価の暴騰が起こる可能性があるので、インサイダー取引をしないようにと編集部が異例の警告を出した、と書かれています。注目を浴びるために『Nature』が自作自演した感もありますが。ともかく七割の寿命延長がヒトで起こるとしたら大変なことです。

この論文で学問的に注目されたのは、レスベラトロールの寿命延長作用が抗老化作用のあるカロリー制限に類似している点と、サーチュイン*という酵素を活性化したことによるとみられる点でした。酵母の寿命延長とヒトの長寿とどういう関係があるのか、といぶかる方もいると思います。そうです、酵母の老化とヒトの老化とは大きく異なっています（二四頁および表1－1参照）。酵母は時に酵母菌といわれるように、細胞一個一個は肉眼では見えない微生物の一種ですが、大腸菌や赤痢菌などのバクテリアとちがって、基本的な遺伝情報も細胞のつくりも動物や植物に近い生き物です。そのため近年、老化モデルとしても使われています。しかしヒト（やそのほかの動物）と酵母では寿命の定義がちがいます。酵母では多くの場合、分裂（出芽）回数でエイジを数えます。件の論文ではレスベラトロールを与えられた酵母の出芽回数が増えたことをもって寿命が延びたといっています。

酵母の寿命を制約しているのは非常に特殊な仕組みで、ヒトをふくめた一般の動物の場合には当てはまりません。この

＊サーチュイン
細胞内の酵素、転写因子、ヒストンなどのタンパク質のなかには、アセチル化という化学変化を受けたり、脱アセチル化されたりすることによって活性や機能が調節されているものがある。サーチュインはタンパク質を脱アセチル化する酵素である。酵母の寿命延長はヒストンが脱アセチル化されることによって起こると考えられている。

事実でもヒトと酵母の寿命の中身が異なっていることがわかると思います。この論文の発表後、老化モデル動物としてよく使われる線虫、ショウジョウバエでもレスベラトロールによって寿命が延びたと報告されました。

レスベラトロールの作用が特に注目されたのは、その作用がカロリー制限の抗老化作用に似ているようにみえたからでした。カロリー制限の抗老化作用が古くから知られている哺乳類ではどうだろうかと考える研究者がいるのは当然です。哺乳類については、マウスでレスベラトロールの作用が調べられました[32]。マウスに高カロリー食を食べさせると肥満になり寿命が短縮しますが、レスベラトロールを投与すると標準カロリー食動物並みに長くなったと報告されました。肥満の程度は高カロリー動物とさほど変わらないのに、運動機能テスト（回転棒に何秒間つかまっていられるか）で改善がみられ、インスリン感受性が高くなり、肝臓・膵臓・心臓への障害が軽減しているとみられたとのことです。しかし、レスベラトロールの寿命延長作用の仕組みと考えられているサーチュインの関与については、否定的な実験結果でした。

この研究結果にはいくつかの問題があります。まず高カロリーで短命になった状態のマウスで寿命延長が調べられて、レスベラトロールを投与したのち寿命が標準食のマウスと同程度になったという点です。標準条件下で育てられた通常体重の動物ではどうかということはわかりません。

また、当初、酵母・線虫・ショウジョウバエで示されていた寿命延長効果に対するサーチュインの関与は証明できませんでした。そうなるとレスベラトロールを使う意味があったかどうか疑問になります。ほかのポリフェノールでも類似の作用がみられるかもしれないからです。

その後、著者の多くが前掲の論文と同じである新たな論文が、やはり影響のある学術雑誌に発表されました。(33) 論文の要点は、標準食で飼育されたマウスに中年期からレスベラトロールを投与すると、カロリー制限動物に似た変化（特に遺伝子発現にかんして）がみられたが、寿命の延長はなかったという点です。投与された動物では骨量や骨密度の加齢による低下や白内障の発症が抑えられ、運動機能が向上し、血管の柔軟性が高まったとのことですから、この物質になんらかの抗老化作用があるかもしれません。レスベラトロールには抗酸化作用があるので、その機構を通じてこのような作用を生じているのかもしれません。なお、高用量を投与された場合、三〜四カ月で大半の動物が死んでしまったという点には注意が必要でしょう。この論文ではサーチュインの関与についてはふれられていません。

さらに最近の論文では、(34) 遺伝的に不均一なマウスを使って寿命延長効果を調べています。通常の動物実験では遺伝的に均一な集団（近交系、四二頁参照）を使うのがふつうです。実験結果の解釈に遺伝子のちがいを除外できるという利点がありますが、人間集団のような遺伝的に不均一

図4−9 レスベラトロール投与でマウスの寿命延長はみられない

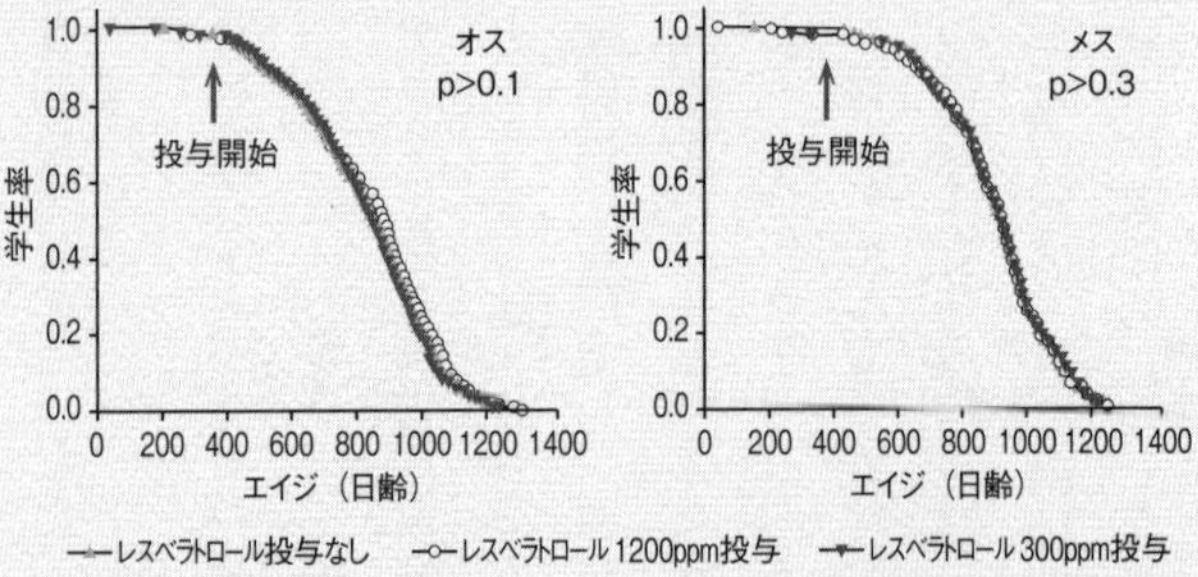

12月齢から投与。分量を変えて投与したが、平均寿命、最長寿命に変化はなかった。(34)

な集団にも当てはまるかどうかは問題になります。この研究ではそれぞれ遺伝的に均一な四系統のマウスを掛け合わせて、あえて遺伝的に複雑な集団を作って使っています。エサは通常カロリーのものでした。この実験では、レスベラトロールによる寿命延長作用はまったくみられていません（図4−9）。自然科学の研究では、実験結果がほかの研究室でも再現できることが大切です。この研究は三カ所の独立した研究室で並行して行われ、結果の再現性が確認されています。

以上のようにこれまでの研究においては、レスベラトロールの寿命延長作用は、哺乳類の場合、高カロリー食を与えて短命化させたマウス以外ではみられていません。この物質が食餌制限を模倣して抗老化作用を発揮しているという主張は、〝酵母・線虫・ショウジョウバエのカロリー制限による長寿化はサーチュインを活性化することによって起こる〟という報告に基づいていますが、哺乳類では成り立たないということになります。

なお、前述のNHK番組で紹介されていたアカゲザルを使ったカロリー制限研究では、抗老化作用とみられる変化はあるものの、サーチュインの変化にかんする報告はわたしの知る限りありません。カロリー制限食を摂取した被検者でサーチュイン遺伝子が活性化されたとみられるという実験結果も示されていましたが、明らかにサーチュインの免疫学的検出方法に問題があると考えられ、そのような結果が専門家の評価を受けた論文として学術雑誌に報告されたのを見たことはありません。なお、レスベラトロールはサーチュインの活性を高めるとされていますが、評価の高い学術雑誌に活性測定方法の信頼性に疑問が示されています[35]（これらの批判に対しては反論もあります[36]）。

カロリー制限はヒトの老化を遅らせるか

カロリー制限の寿命延長作用・抗老化作用がヒトでもみられるか否かについては強い関心が持たれていますが、栄養不良でない長期カロリー制限のデータは存在しないため、はっきりしたことはわかっていません[37]。しかし、中年肥満者におけるカロリー制限がいわゆる生活習慣病などの軽減の結果、寿命が延長することはあっても、肥満でないヒトに有益である可能性は少ないと考えられます[38]。

ヒトで何十年にもわたってカロリー制限を行って老化や寿命に対する影響を調べることは現実的でないため、行われている研究は期間が短いものです。ヒトについてのカロリー制限の研究を紹介する前に、ヒトに近い哺乳類である霊長類のサルを使った長期研究をみてみましょう。

サルのカロリー制限実験

アメリカではいくつかの研究施設（国立老化学研究所やウィスコンシン大学など）で寿命がヒトの三分の一程度で、進化的にヒトに近い霊長類であるアカゲザルを使った研究が二〇年以上前から行われています。研究室で飼育されたアカゲザルの平均寿命は約二七年、最長寿命は約四〇年と考えられています。一九八九年に開始されたウィスコンシン大学の研究にかんして二〇〇九年に久しく待たれていた寿命のデータが発表されました[39]。自由に餌を食べてきたグループ（自由摂食群）で五〇％が生存している時点で、カロリー制限をしてきたグループ（制限群）では八〇％が生存していたということです。自由に餌を食べるといっても食餌を与えられるのは一日六～八時間です。制限群では自由摂食の三〇％減の食餌を与え、ビタミンやミネラルを三〇％増やしています。なお、正確にいうと、両群の生存率のちがいは加齢関連疾患（がん・心血管疾患・糖代謝異常）による死亡についてみられるもので、すべての死亡原因でみるとちがいはみられなくなります。制限群では最長寿命の延長もみられるかもしれませんが、最終結果が出るまでにはさらに一五年か二〇年はかかるでしょう。

生存個体について加齢関連疾患にかかっていない個体の割合をみると、自由摂食群の平均寿命（約二七歳）の年齢で、制限群で約七〇％、自由摂食群で約二〇％でした。予想されるように、血糖値やコレステロールなどの血清生化学検査の値も良好でした。この比較でもカロリー制限による明らかな有益効果がみられます。それに対して自由摂食群では、かなり若いときから加齢関連疾患が増加し始めています。この点は飽食のヒトの場合と似ています。論文の著者はカロリー制限群では〝見かけ〟も若々しいと書いています。

ところが、ごく最近（二〇一二年八月）、サルの長期カロリー制限研究のもうひとつのグループであるアメリカ国立老化研究所（National Institute on Aging; NIA）からウィスコンシングループと相反する結果が報告されました[40]。両グループともカニクイザルを使っていますが、ＮＩＡの研究では平均寿命の延長はみられなかったというのです。ふたつの研究には、結果に影響する可能性があるいくつかの点でちがいがあることが指摘されています。食餌の炭水化物・タンパク質・

脂肪分の由来が異なっているのです。特に顕著なのはショ糖（砂糖）がウィスコンシン研究では二八・五％だったのに対してＮＩＡ研究では三・九％と大きなちがいがあります。ビタミンやミネラルの補充量（ほかの食餌成分にふくまれている以外に加えたもの：サプリメント）も両者で異なっていました。

このように、霊長類のサルにかんする寿命延長効果について、相反する結果が報告されているので、ラット・マウスなどで繰り返し報告されてきた効果は現在のところサルでは未確認といえるでしょう。では、ヒトについてはどうでしょうか。

ヒトにおけるカロリー制限

何年か前にカロリー制限と老化の専門家が「ヒトでもカロリー制限が寿命を延ばすと思うか」というテーマで誌上討論をやりました。[41] 一〇名の研究者の約半数はヒトでもカロリー制限に寿命延長効果はあるだろうという意見でした。私は動物実験ではカロリー制限に抗老化作用がみられているが、[42] 成人のヒトの場合は習慣的にほどほどの食事をしている場合が多いと思われるので、カロリー制限の効果は過食のヒトの場合を除いて、ほとんど期待できないだろうという意見を述べました。[38] 柴田博博士（人間科学総合大学大学院教授・元老人総合研究所副所長）は、日本人の場合、国民全体の摂取エネルギー量が一九八〇年代以降減少傾向にあり、特に若い女性が美容目的で食事量を減らしたり、ただでさえ栄養不足になりがちな高齢者がカロリー制限をしたりすると必要栄養素の摂取も低下して有害だという意見です[43]。

ヒトのカロリー制限についてよく知られた〝人体実験〟は、自らも実践していてかなり過激なカロリー制限論者であり、著名な老化免疫学者の医師ウォルフォード（Roy Walford＝当時カリフォルニア大学教授、六七歳）も加わった〝Biosphere2〟実験でしょう[44]。アリゾナ州（アメリカ）の砂漠地帯に建設された〝地球二世号〟実験施設は、外界からの食料やそのほかの補給を一切絶った閉鎖空間で長期間自給自足の生活をすることによって、将来の宇宙空間での生活をシミュレーションしようという試みでした。約二年続いたこの実験のあいだ、食料生産が不十分だったため居住者は結果としてカロリー制限を強いられました。血液検査などによって居住者の健康状態は予想通り通常の食事をしている〝地球人〟たちよりも良好と判断されましたが、この短い期間ではカロリー制限の老化や寿命に対する影響はわかりません。しかし、はからずも行われた〝実験〟はカロリー制限の有益効果がヒトにもあるとの期待を抱かせるものでした。

ウォルフォードは、カロリー制限でヒトは一二〇歳まで生きられると主張していましたが[45]、筋萎縮性側索硬化症のため二〇〇四年に七九歳で世を去り、自ら続けていたカロリー制限の寿命延長効果を確かめることはできませんでした。億万長者が一五億ドルを投じて建設されたという地球二号も、食料だけでなく植物に頼っていた酸素の供給も不十分だったこともあり、現在では閉鎖され、観光名所になっているそうです。

最近、カロリー制限に対する関心の高まりを背景に、ヒトにかんする研究が行われるようになってきました。いずれも動物実験ほど長期にわたるものではありませんが、肥満でない人たちを対象に一年から数年以上にわたるもので、一般の健常者のカロリー制限の効果にかんしてある程度の情報を与えてくれます。そのいくつかを紹介しましょう。

体格指数（body mass index; BMI）三〇以上の肥満者が三人に一人といわれるアメリカ（日本ではこのレベルの人は三〇人に一人）で、過体重（over weight、ＢＭＩ＝二五〜三〇）に分類される平均ＢＭＩ＝二七の男女四八名を対象にした無作為研究で、被験者を偏りのないように制限群と非制限群にグループ分けをして、一年間カロリー制限と運動による介入を行い体重と骨密度の変化を調べた実験があります。カロリー制限群では体重減少の大きい人ほど骨密度の低下率が大きかったのに対して、運動によって体重を減らした非制限群では、骨密度の低下はほとんどみられませんでした。[46] この研究から、運動で体重を減らす場合は骨に対する有害作用はありませんが、

図4−10 カロリー制限・運動によるブドウ糖処理能力の変化

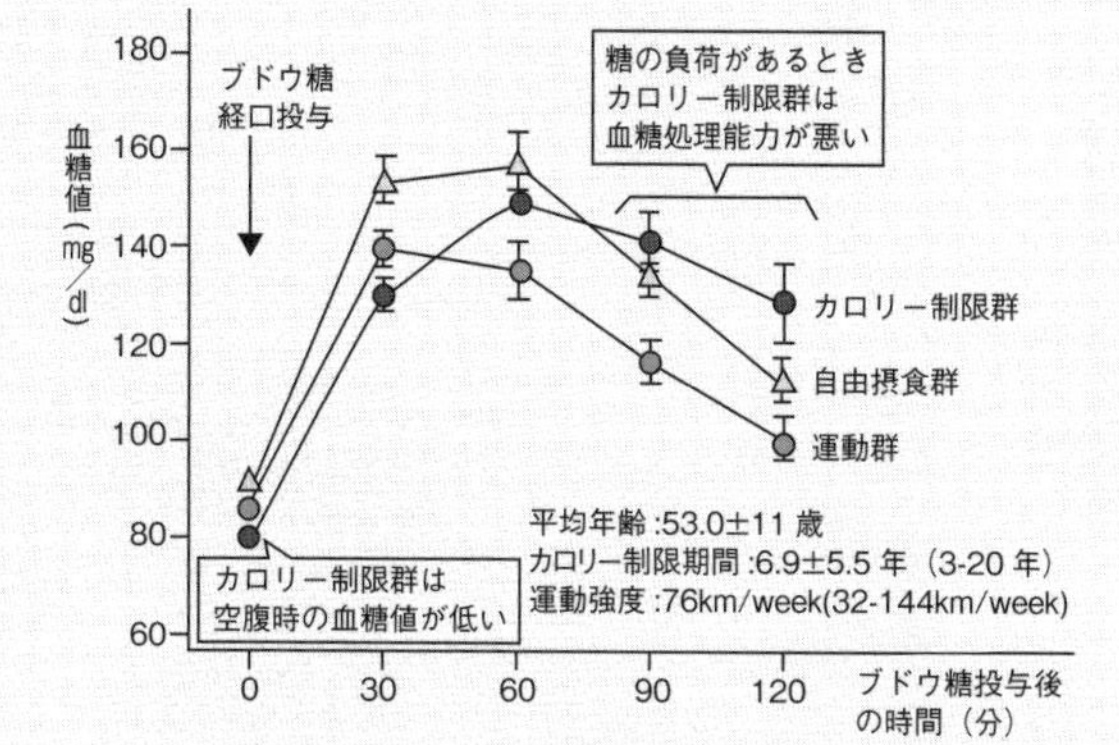

糖処理能力は、カロリー制限では低下するが、運動では高まっていることがわかる。(47)

カロリー制限の場合は骨が弱くなる可能性があることがわかります。カロリー制限を何年も続けていると骨粗しょう症の危険が高まることが懸念されるのです。若い時代の骨量が少ないと後年に骨粗しょう症になりやすいことがわかっていますから、若い女性の過度なダイエットには大いに問題があります。アンチエイジング目的の安易なカロリー制限は逆に老化を促進し、中高年になってＡＤＬやＱＯＬを損ないかねません。

糖尿病の予防や治療には運動がいいといわれています。カロリー制限も血糖値を下げる効果があるので、糖尿病に有益だと想像されます。図４−10はカロリー制限、あるいは運動が中年男性の血糖値やタンパク質に対する糖毒性に及ぼす影響を研究した結果です。[47] ＢＭＩはやはりカロリー制限群で大分低く、最適値とされる二二を大幅に下回っています。カロリー制限群では血糖値は予想通り低いのですが、注目されるのは、糖毒性（八七、一二六頁参照）の指標である糖化度が、血糖値の高い自由摂食群と同程度に高いことです。カロリー制限群では、筋肉量の低下などによって糖毒性を減らす仕組みが影響を受けていることが考えられます。筋肉は余った血中ブドウ糖を取り込み、食後高血糖を減らす重要な組織です。実際、糖を負荷したときの血糖処理能力はカロリー制限群では自由摂食群よりも低くなっていました。最近日本で行われた糖尿病の大規模臨床試験Ｊ－ＥＤＩＴの結果も、糖尿病との関連が深いメタボリックシンドロームは、食事制限によってカロリー摂取量を減らすよりも身体活動の実践がより大切であることを示唆しています。筋肉量を減らさない（増やす）ことが重要なのです。

このような例からわかるように、肥満でない人のカロリー制限は骨量や筋肉量が減少しマイナス作用が起こりえます。動物実験でみられているような有益作用がヒトでもあるとしても、有害作用の可能性を考えると、運動を組み合わせない限り推奨できる方法ではなさそうです。

カロリー制限作用模倣物質

ヒトでもカロリー制限による抗老化作用や寿命延長作用を望めるとしても、厳しい制限を長期にわたって実践するとなると、食べたいものも食べられず空腹を抱えた仙人のような生活は現実的ではないでしょう。そこでカロリー制限に代わる方法はないかと各種物質が試されました。前述のレスベラトロールもそのひとつですが、当初の期待に反して現在哺乳類で効果が確認された物質はありません。カロリー制限した動物やヒトでは血糖値が下がっているというので、血糖値を下げる抗糖尿病薬のメトホルミンなども試されましたが、カロリー制限の効用全体は〝模倣〟できませんでした。また、代謝されないブドウ糖の構造類似物質２－デオキシグルコースも毒性があることがわかり、やはり役に立ちませんでした。現在でも探索は続けられていますが、有望なものは見つかっていません。

運動・身体活動

古来、運動や身体活動は健康によいとされてきました。実際、図４－11に示すように運動習慣のある人や持久的体力のある人は、がん・心臓血管病・認知症などさまざまな加齢関連疾患による死亡率が低いことが繰り返し報告されています。[48]第三章でお話しましたが、いずれの疾患も発症に活性酸素が多少なりともかかわっています。

身体活動は疾患のリスクを減らすだけでなく、老化の総合的指標のひとつであるADLの加齢による低下を遅くしますから、生物学的老化そのものを遅らせているのかもしれません。しかし、その仕組みについてはよくわかっていません。運動の有益効果はほぼ全身にわたってみられます。したがって組織や器官を超えた仕組みがあると想像されます。本項では運動によって疾患リスクが減る仕組み、老化速度を遅くする仕組み（もしあるのなら）について考えたいと思います。

運動（身体活動）と寿命

運動に健康増進効果があることを考えると、寿命を延長する作用もありそうです。ヒトで運動の寿命に対する影響をみるにはカロリー制限の場合と同じように、長期にわたる観察が必要で、簡単なことではありません。しかし、大学のスポーツクラブ員と一般学生の平均寿命を比較するというような後ろ向き疫学調査の結果がいくつか報告されています。総合的にみると、若いころに競技スポーツをやっていただけでは寿命が延びることはなく、中高年時代に趣味や健康のための運動習慣があったほうが疾病予防や寿命延長効果は大きいことがわかっています。運動を継続

図4−11 体力のある人は心臓血管疾患やがんで死亡しにくい

男性	体力レベル		
	1	2〜3	4〜5
全死亡	64.0	26.3	20.3
心臓血管疾患	24.0	7.8	3.1
がん	20.3	7.3	4.7
事故／死因	4.8	5.8	4.7

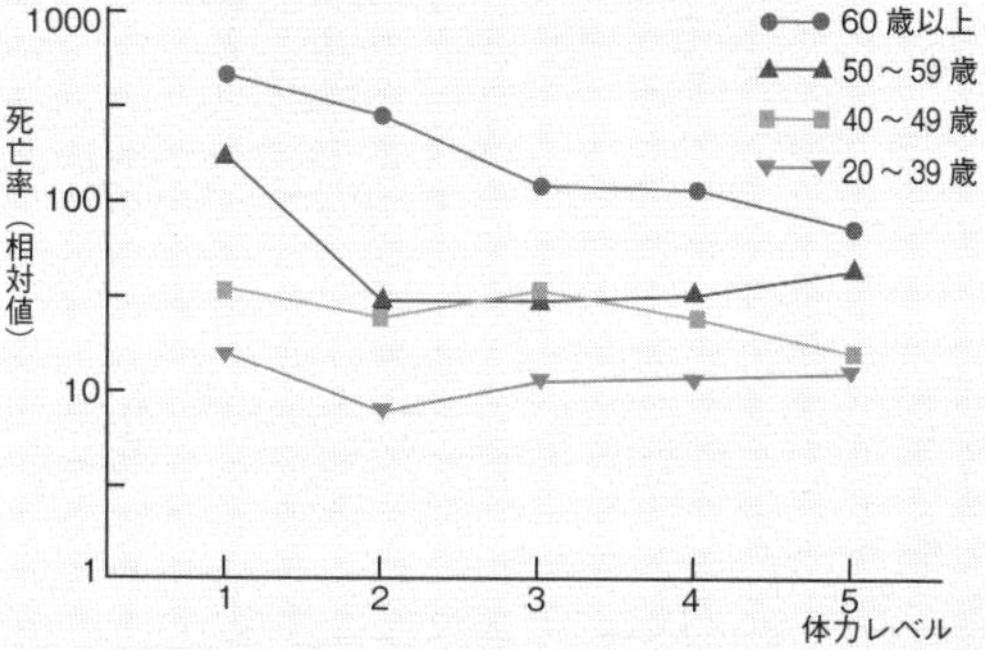

体力と死亡率の関係を8年間追跡した調査結果。男女13,000人余が参加。体力測定はトレッドミルで行い、5段階に分類。体力レベル4 - 5は1日30〜60分の速歩散歩で維持が可能。(48)

図4−12 中高年ランナーは一般市民より長生き

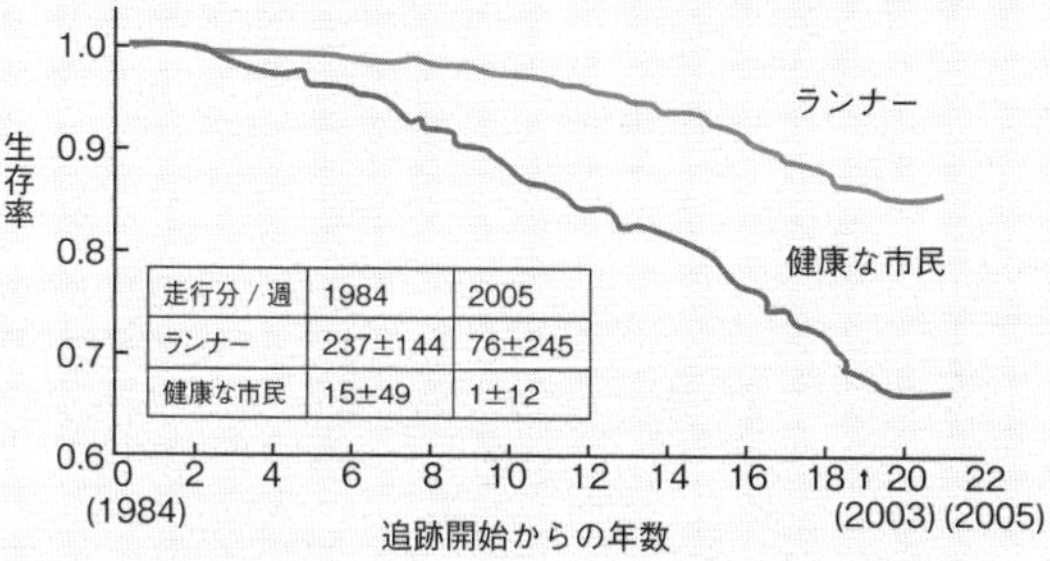

走行分／週	1984	2005
ランナー	237±144	76±245
健康な市民	15±49	1±12

実験開始時の年齢はランナー50歳以上（58±5.6）、市民26〜70歳（62±7.2）。心臓血管系疾患・がん・神経系疾患による死亡リスクはいずれもランナーのほうが一般市民の1/2〜1/3。(49)

的に行うと疾病のリスクが減るために平均寿命は延びますが、最長寿命には影響がないとされています。

図4－12は中高年のランニング習慣（追跡開始時週平均約四時間、追跡終了時約一・三時間）のある男女とそうでない男女を二一年間にわたって追跡調査した生存率の変化です。[49] 運動群の死亡割合は非運動群の約半分でした。このちがいは死因が心臓血管系の疾患でもがんでも、さらには神経系の疾患でも同様でした。この研究結果から中高年からの運動習慣が老齢期のいろいろな疾患による死亡リスクを減らすことが示唆されます。この種の研究の限界は、運動習慣を継続できた人はもともと健康状態がよかったために疾患リスクが低く、そのために寿命が長かった、という可能性を排除できない点です。

ラットを使った実験でもヒトの場合と同様に、定期的運動は平均寿命を延長しますが、最長寿命は延びません。[50] この研究では動物を無作為に運動群と非運動群に分けて追跡していますから、さきほどのヒトの集団の場合のような偏りが出る可能性は排除できます。ラットではカロリー制限の場合は平均寿命だけでなく最長寿命も延長しますから、運動の抗老化作用はこの点で異なっています。

運動と脳機能

図4－13に示すように、散歩習慣があるだけでも認知症のリスクが減りますから[51]、身体活動が神経機能に有益であることがわかります。

運動が神経細胞の増殖や神経機能を支えている神経突起の伸展を促進するという報告[52]や、老齢ラットを四カ月半豊かな環境のケージ*で飼育すると、通常のケージで飼育したものと比べて大脳皮質が厚くなったという報告があります[53]。豊かな環境では身体活動も盛んで、酸素の供給・利用の亢進がこうした変化の一因になっていると考えられます。実際、穏やかな運動によっても脳の血流量が増加して、酸素を結合したヘモグロビン量が増えることが知られています。

第二章でも説明しましたが、アルツハイマー病は脳の特定部域の神経細胞にβ-アミロイドというタンパク質の断片が異常に蓄積し、その毒性によって細胞が死ぬことが原因と考えられています。研究にはしばしばモデル動物が使われています。ヒトで遺伝的に発症するアルツハイマー病の原因遺伝子を導入したマウスの脳にはβ-アミロイドが蓄積し、学習記憶障害を起こします。このマウスを通常のケージあるいは豊かな環境のケージで飼ったところ、後者のほうがβ-アミロイ

＊豊かな環境のケージ
マウスやラットは、通常、餌入れと給水装置が付いただけの飼育箱（ケージ）で飼育する。"豊かな環境のケージ"とはなかに積み木のブロックやトンネル、回転カゴを入れたり、面積を広げたり、仲間の数を増やしたりしたケージである。このような環境では活動が活発になり、脳だけでなく体の各所がより多くの刺激を受けることになる。

図4−13 1日の歩行距離と認知症発症リスク

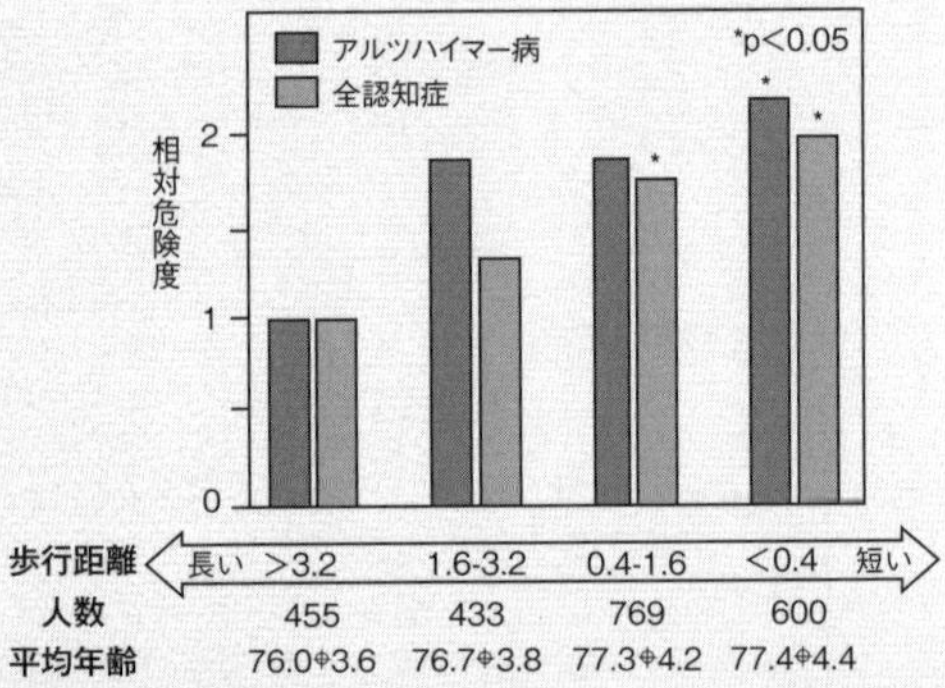

歩行距離	長い >3.2	1.6-3.2	0.4-1.6	<0.4 短い
人数	455	433	769	600
平均年齢	76.0±3.6	76.7±3.8	77.3±4.2	77.4±4.4

対象は71～93歳の男性。追跡期間は～7年間。年齢補正後の歩行距離の短い高齢者の認知症の発症リスクは1日3.2㎞以上歩く人に比べて2倍。全体の平均発症年齢は84歳。(51)

ドの蓄積が大幅に少なかったのです。(54) 同じ豊かな環境のなかでも、特に活動的な個体のほうが減少の程度が大きく、通常ケージの場合の半分以下でした。いい環境が与えられても、それを生かさなければ効果は少ないというわけです。減少の仕組みとして、論文ではβ-アミロイド分解酵素ネプリライシンの活性が高くなったのが一因としています。このように動物実験でも身体活動が認知症のリスクを減らすことが示唆されているのです。

運動の抗老化作用とは?

激しい運動によって過剰の酸素が摂取されると、骨格筋では運動をしていないときの何十倍もの酸素が消費されます。酸素を使ってエネルギー（ATP）を効率よく作り出すミトコンドリアの電子伝達系では、とりわけ多くの活性酸素が産生されると考えられています。

そのほかにも運動によって活性酸素が増える仕組みがあります。プリン塩基の分解を促進するキサンチン酸化酵素の反応で活性酸素の産生が増えるのですが、このプリン塩基は筋肉活動によって消費されたATPから生じたアデニンに由来しています（一二五頁参照）。また、運動による筋損傷などで炎症反応が起こり、血管細胞や筋肉組織に入り込んだ好中球などの免疫系の細胞からも活性酸素が産生されます。その結果、酸化ストレスが亢進する可能性があるのです。実際、疲労困憊状態までトレッドミル走行させたラットの骨格筋および肝臓に平常時の二、三倍のラジカルが発生し、脂質の過酸化が亢進したという報告があります。わたしたちが行った実験でも、疲労で動けなくなるまで運動させたラットの肺に酸化修飾タンパク質が顕著に増えていることを見出しています[55]。これらの事実から細胞の処理能力を超えた活性酸素が産生されれば細胞・組織傷害を起こすと考えられます。ヒトでもオーバートレーニングでは血清の過酸化脂質やタンパク質の酸化指標、酸化型グルタチオンが顕著に増えて酸化ストレスが亢進します。

では、過度な活性酸素の産生を引き起こさない穏やかな運動を継続した場合はどうでしょうか。若齢動物では、骨格筋においてグルタチオンのような第一次酸化防御系物質の濃度が増加し、第二次防御系の抗酸化酵素が活性化されます。これは増加した活性酸素によって抗酸化酵素の誘導合成*が起こったためと考えられます。わたしたちはこのような誘導合成が中高齢期における定期的運動によっても起こり、酸化傷害が軽減するのではないかと考え、ラットを使って実験を行いました。対象にしたのは脳と肝臓という非筋肉系組織で、あまり研究されていない第三次防御系の活性を調べました。定期的運動が筋肉組織だけでなく全身的に抗老化作用を持つようにみえる点と、第一次、第二次防御系は完全なものではないので、生じた傷害を処理する能力が重要だと考えたからです。

＊誘導合成
状況の変化に応じて生存に有利なように遺伝子発現の変化が起こって、酵素やそのほかのタンパク質が合成されること。たとえば、酸化ストレスにさらされるとそれに対抗するために抗酸化酵素や酸化傷害修復酵素が遺伝子の活性化を通じて新たに合成される。また、細胞が高熱（42度くらい）やカドミウムなどの重金属にさらされた場合、熱ショックタンパク質（ストレスタンパク質ともいう）が合成されて熱や重金属によるタンパク質の変性を防いだり、変性を解除したりする。

定期的運動による脳タンパク質酸化傷害軽減と神経機能

水泳は、実験室ラットにとって慣れていない水に浸かるという心理的ストレスが加わりますが、各個体に一定レベルの身体活動を行わせるのに用いられる方法です。一日六〇～九〇分間、週五回の運動を九週間させた運動群と非運動群のラットに、認知機能を調べるために能動的回避テストと受動的回避テスト行い、その後、脳タンパク質の酸化度を測定しました。

　受動的回避テスト、能動的回避テストは、ともに動物の記憶力を調べる実験方法です。長方形の箱を出入り口のついた仕切りで二つの部屋に分けて、一方を明るく、もう一方を暗くしておくと、明るい部屋に入れたネズミはすぐに暗い部屋に入ります。暗い部屋の床に電流を通じて刺激するると驚いて明るい部屋に飛び出してきます。これを何回か繰り返して暗い部屋に入るとビリッとすることを覚えさせるのです。この嫌な経験を記憶していれば一日か二日経ってから明るい部屋に入れても、暗い部屋にはなかなか入りません。しかし、なかには忘れて入ってしまうネズミもいます。このようにして、暗い部屋に入るまでの時間を計ったり、入る個体の割合を調べたりして記憶力を評価します。電気ショックに対する回避は、自ら進んでするのではなく受身的なものなので、このようなテストを受動的回避テストと呼びます。

　一方、能動的回避テストでは、同じように床に電流を流しますが、電流を流す直前に光を当てて電気ショックを予告します。そのとき、箱のなかに立てたポールに飛びつけばショックから逃れられることを覚えさせることができます。覚えたあと、一日経ってから光が点灯しただけでポールに飛びつく個体の割合を調べて記憶力を評価するのです。光刺激と電気ショックの関係を記憶して自ら進んでショックを回避するので能動的回避テストと呼びます。

このような方法で実験をしたところ、両認知機能とも運動群で有意に高いレベルを示し、タンパク質の酸化傷害も軽減しました[56]。また、運動群では酸化タンパク質をはじめとする異常タンパク質の分解にかかわるとされているタンパク質分解酵素プロテアソーム（九五頁参照）の活性が上昇しました。定期的運動によって第三次抗酸化系のひとつと考えられるプロテアソームが活性化されることで酸化修飾タンパク質を分解除去し、結果として脳機能が改善した可能性があります。

初代培養神経細胞および生体内の神経細胞の増殖は活性酸素によって促進されますが、強力な抗酸化物質であるα-リポ酸を投与すると阻害されると報告されています[57]。したがって運動によって起こる酸化ストレスが神経細胞機能を高めているのかもしれません。

定期的運動による肝臓の酸化ストレスの軽減

定期的身体活動が脳の酸化ストレスを抑えることがわかりましたが、ほかの臓器ではどうでしょうか。中齢と高齢のラットの肝臓の酸化ストレス状態を調べてみました[58]。一八月齢（ヒトではおよそ四五〜五〇歳相当）と二八月齢（同様に七〇〜七五歳相当）のラットに八週間の定期的トレッドミル運動（一日一回六〇〜九〇分、週四回）をさせたところ、中齢・老齢動物とも最大酸素摂取量（一一五頁参照）は約四〇％増加し、両者に同程度の適応反応が起こっていることがわかりました。運動群では細胞が作り出す抗酸化物質の還元型グルタチオンが二倍に増加し、活性酸素も減少しました。肝臓においても酸化ストレスが抑えられているようです。これを受けて、活性酸素の増加によって炎症時に活性化されるタンパク質（NF-κB）の機能が抑えられました。このことから、運動習慣が抗炎症作用を通じて老化を遅らせる可能性が考えられます。

定期的運動によるＤＮＡ酸化傷害の減少

運動習慣のある集団の発がん率は、運動しない集団に比べて低いという疫学調査の結果が数多く報告されています[48][59]。多くの場合、発がんがＤＮＡの酸化傷害などによる突然変異が原因で起こることから、定期的運動がＤＮＡの酸化傷害に与える影響を調べてみました。老齢ラットに二カ月間のトレッドミル運動をさせたあと、肝臓のＤＮＡ酸化傷害と修復能力について非運動群と比較すると、若齢動物に対して老齢では核とミトコンドリアのＤＮＡ酸化傷害の指標（８-オキソデオキシグアノシン）は、それぞれ約二倍および一・五倍に増加し、加齢による傷害の蓄積がみられました[60]。定期的運動をしたあとは、老齢動物の核・ミトコンドリアのＤＮＡ傷害はともに若齢レベルに低下しました（図４－14）。核では修復酵素の活性が上昇していましたから、ＤＮ

図4-14 定期的な運動でDNAの酸化傷害が若齢レベルに減少

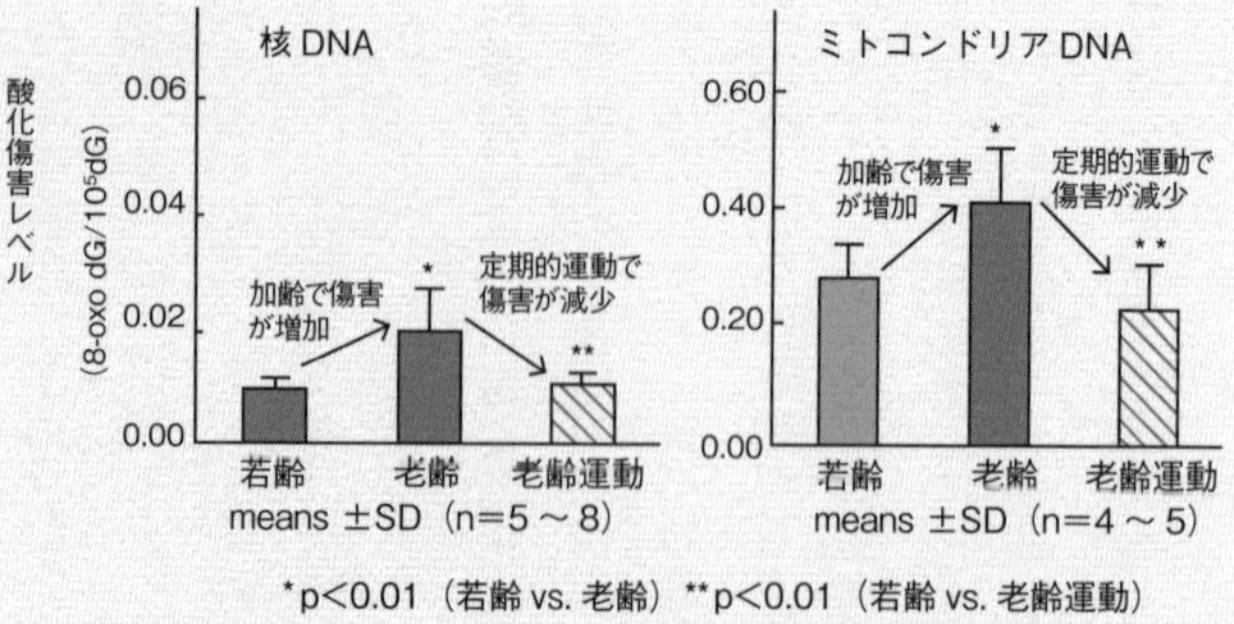

若齢群は11月齢、老齢群は23月齢、老齢運動群は２カ月運動した23月齢。核とミトコンドリアを分離してDNAを調製し8-オキソグアノシンを定量。(60)

Ａ酸化傷害が修復されたと考えられます。修復酵素の定期的運動による活性化は骨格筋でもみられ、運動の有益作用は組織を超えてみられるようです。

このように脳のタンパク質や肝臓のＤＮＡの酸化傷害が定期的な運動で軽減することがわかりましたが、その仕組みはなんでしょうか。運動によって活性酸素の産生が増えると、抗酸化酵素の活性が上昇することが知られています。活性酸素の産生を阻害するとそのようなことは起こりませんから、防御機構の発動が活性酸素によって起こっていることがわかります。[61] 遺伝子の発現が活性化して防御機構が発動するのです。第三次防御系がかかわるタンパク質やＤＮＡの酸化傷害の軽減も同様の仕組みによると考えられます。つまり、活性酸素の産生自体が酸化ストレスに対する防御活性を高めていると考えられるのです。

運動ホルミシス

適量の運動だと有益で、過度だと有害である、という作用のちがいを不思議に感じるかもしれません。しかし、このような現象はそう珍しいことではありません。有害な化学物質の生体に対する作用は、一般に低濃度から高濃度に至るまで一相性に変化するものと考えられています。〝一相性に変化する〟とは、どんなに低濃度でも有害で、高濃度になればなるほどより強く有害になる、つまり途中の濃度で有益なることはなく一方向性に変化するということです。しかし、よく調べてみると高濃度では有害でも低濃度ではむしろ有益な作用がみられる場合がある、つまり、用量と反応の関係が二相性になることがある、という例が数多く知られています。このような変化を起こす生物現象をホルミシス（hormesis）と呼んでいます。

歴史的にみると、毒性のある物質や放射線にこのような作用があると報告されたのが、この現象の本格的な学問的研究のはじまりとされています。二〇〇五年、ホルミシス研究の指導的立場にあるカラブレーゼ（E. Calabrese）らによって国際ホルミシス学会が設立されましたが、その前身であるホルミシス会議の第一回大会（一九八五年）では放射線ホルミシスが主要議題でした。

X線や紫外線やβ線・γ線のような放射線は遺伝子を傷つけてがんなどの病気を引き起こして有害だということは一般常識になっていますが、低線量ではかえって細胞の働きを活発にして有益になる場合があることが繰り返し報告されています。放射線生物学ではこの現象を放射線ホルミシスと呼んでいます。しかし、放射線ホルミシスという現象については異論もあり、議論は現在でもまだ続いています。*

いろいろな化学物質や物理的作用（たとえば温熱や遠心力）がホルミシス様生物反応を引き起こし、強さによって有益にも有害にもなることが報告されています。ホルミシスは老化生物学においても重要になる可能性を秘めた概念です。高用量では有害になりうる各種の刺激が、若齢期には活発であったが、高齢期では眠っている潜在能力を呼び覚まし、老化を遅延させることで老齢期における疾病を予防して健康を増進するかもしれないと考えられるのです。[62][63]

老化を進める要因とされる活性酸素も、ホルミシスのような現象を示すとして注目されていま

＊放射線ホルミシスをめぐる議論

放射線ホルミシスにかんして反対するの意見もある。なかでも国際放射線防護委員会（ICRP、International Commission on Radiological Protection）は、放射線は線量がどんなに低くても有害、という立場で放射線にホルミシス作用があることを認めていない。一方、放射線にホルミシス作用があるという立場から、たとえば酒井一夫「低線量放射線生体影響の評価」『電中研（電力中央研究所）レビュー第53号』（2006年）で効果がみられる例が紹介されている。

す。悪者扱いされる活性酸素も状況によっては、そして量が適切なら善玉にもなりうるのです。ひとつの例として〝抗酸化物質〟カロテノイドの過酸化脂質産生の抑制効果と促進作用を図4－6に紹介しました。どのカロテノイドでも低濃度領域では紫外線による細胞の脂質過酸化物の生成を抑える作用がありますが、ある濃度を超えると逆に酸化を促進し、用量反応曲線はU字型あるいはJ字型となり、典型的な二相性のホルミシス様応答を示しています。

なお、ホルミシス様応答にかんして、作用が有益か有害かは対象生物がなにかによって異なる場合があります。たとえば、高濃度で病原菌を殺す作用のある抗生物質も、低濃度では増殖を促進する場合があります。しかしこの場合、低濃度の抗生物質は菌にとっては有益ですが、ヒトにとっては有害ということになります。同様に、投与された抗がん剤の濃度が有効域より低下した状態では、かえってがん細胞の増殖を助ける可能性があります。この場合も低い濃度の抗がん剤は、がん細胞には有益、ヒトには有害ということになります。

運動が健康にいいとされる一方で、筋肉活動は多くの酸素を消費し、活性酸素を多く作るから体によくないはずだ、という考えは昔からありました[64]。実際、激しい運動をすると組織や血中の酸化ストレス指標（酸化タンパク質、過酸化脂質、DNA酸化傷害）が上昇することが、ヒトでも動物でも示されています。それでは、運動は体によくないのでしょうか。運動によって活性酸素が増加するとなると、その活性酸素がホルミシス様作用を引き起こす可能性はないのでしょうか。すでに説明したように、定期的な運動をさせたラットでは、過剰だと有害になりうる活性酸素による傷害が逆に減っていることが明らかになりました。運動によって適度に増加した活性酸素が、酸化ストレスに対する抵抗性を高めているようです。激しい運動によっては骨格筋や心筋だけでなく脳や肝臓にも酸化ストレス亢進が起こります。わたしたちの研究から中高齢動物でも適度な長期間の運動によってこれらの臓器で抗酸化系が活性化されていることがわかりました。運動によって多くの組織で抗酸化活性が高まる可能性があると思われます。わたしたちは、活性酸素を介したこのような現象を〝運動ホルミシス〟と呼ぶことを提案しています[65][66]。

ところで、〝適度な運動〟とか〝激しい運動〟とかいう場合、どの程度の強さをいうのでしょうか。これはヒトの場合、個人個人でちがいます。普段運動をしていない人がいきなり始めるとなると、鍛錬した人にはなんでもない運動でもかなりの負荷がかかります。したがって、〝適度な運動〟の程度は人によって、あるいは慣れの程度によって変えるべきなのです。酸化ストレス負荷に対する防御活性は個人によってちがうと考えられるからです。活性が低いヒトに急に強い負荷をかければ傷害（障害）が生じるので、ちょっとキツイと感じる程度から始めて時間をかけて少しずつ負荷を増やしていくのがいいと思います。活性が低いヒトでも負荷を次第に高めることによってより強いストレスへの抵抗力をつけることができるのです。図4－11や図4－13にあるように速歩散歩程度の運動でも加齢関連疾患の遅延には有効であることから考えて、どんな身体活動でも相応の効果が期待できるでしょう。

運動不足と放射線の発がんリスク

老齢ラットでは定期的な運動で傷害修復活性が高まってDNA酸化傷害が低減することをお話ししました（図4－14）。図4－1に示したように運動習慣のあるヒトのほうが、発がんリスクが少ないことの説明になるかもしれません。第二章でお話ししたように、放射線は照射エネルギーによる水の解離で生じた活性酸素のDNA傷害によって発がんリスクを高めると考えられています。表4－1は国立がんセンター研究所のホームページから引用した放射線の発がんリスクを中心としたデータをまとめたものです。一〇〇ミリシーベルト（mSv）までの放射線の単回被ばくよりも不活動（運動不足）による発がんリスクのほうが高いことがわかります。

表には食習慣、喫煙、過度な飲酒などのライフスタイルによるリスクについても記載されています。大震災・大津波にともなう福島原発事故という不幸な出来事以来、問題になっているレベルの放射線被ばく（年間一～一〇mSv）のリスクよりも不適切なライフスタイルによるリスクのほうが高いのです。

本項の話題との関連では、運動不足による発がんリスクは二〇〇～五〇〇mSvの単回被ばくに相当します。もちろん子どもの場合は放射能に対する感受性が高いことを考えると（八〇頁参照）この数値は割り引いて考えなくてはいけませんが。

習慣的運動が組織の炎症を抑えたり、NK細胞を活性化したり、DNA傷害修復活性を高めたりすることなどによって発がんリスク、そして認知症をふくむそのほかの多くの病気のリスクを減らしていることにも、もっと注意を向ける必要がありそうです。

運動ホルミシスに関連したヒトにかんする研究

活性酸素の発生による〝運動ホルミシス〟の考え方を支持する興味深い研究報告があります(67)。運動によって引き起こされるさまざまな有益効果が抗酸化ビタミンのVCとVEを投与すると帳消しになってしまうというのです。運動は血糖の組織への取り込みを上昇させ、Ⅱ型糖尿病の予

表4-1 見逃せない運動不足による発がんリスク

要因	発がん率の増加（倍率）
放射線被ばく 1000-2000mSv	1.8x
飲酒450ｇ／週アルコール消費	1.6
喫煙	1.6
放射線被ばく 500-1000mSv	1.4x
飲酒300-449ｇ/アルコール消費※	1.4x
痩せ（BMI<19）	1.29x
肥満（BMI>30）	1.22x
運動不足	1.15-1.19x
放射線被ばく 200-500mSv	1.19x
高塩濃度の食事	1.11-1.15x
放射線被ばく <100-200mSv	1.08x
野菜摂取不足	1.06x
受動喫煙	1.02-1.03x
放射線被ばく <100mSv	増加は検出できず

※１日にビール大ビン２～３本相当　　（mSv：ミリシーベルト）

放射線被ばくは１回の照射による。運動不足による発がんリスクは200～500mSvの放射線を一度にあびた場合のリスクに相当する（国立がんセンターのHPより引用）。

防や治療に有効であることはよく知られています。この研究では健康な二五～二六歳の若者（体格指数ＢＭＩ＝二四）を対象としています。四週間のトレーニングによってブドウ糖の血中からの消失速度が高まり、アディポネクチン濃度も上昇しました。アディポネクチンは脂肪細胞から分泌されるタンパク質でブドウ糖の利用効率を高めて糖尿病を防止したり、糖尿病にともなって起こる疾患のリスクを下げたりする作用を持っています。ところが、トレーニング期間中にＶＣとＶＥをサプリメントとして摂取させると、その効果が消失してしまったのです（図４－15）。抗酸化酵素であるグルタチオンパーオキシダーゼやスーパーオキシドジスムターゼ（ＳＯＤ）の骨格筋での発現（mRNA

図4－15 VC、VEサプリメントで定期的運動の有益効果が帳消しになる

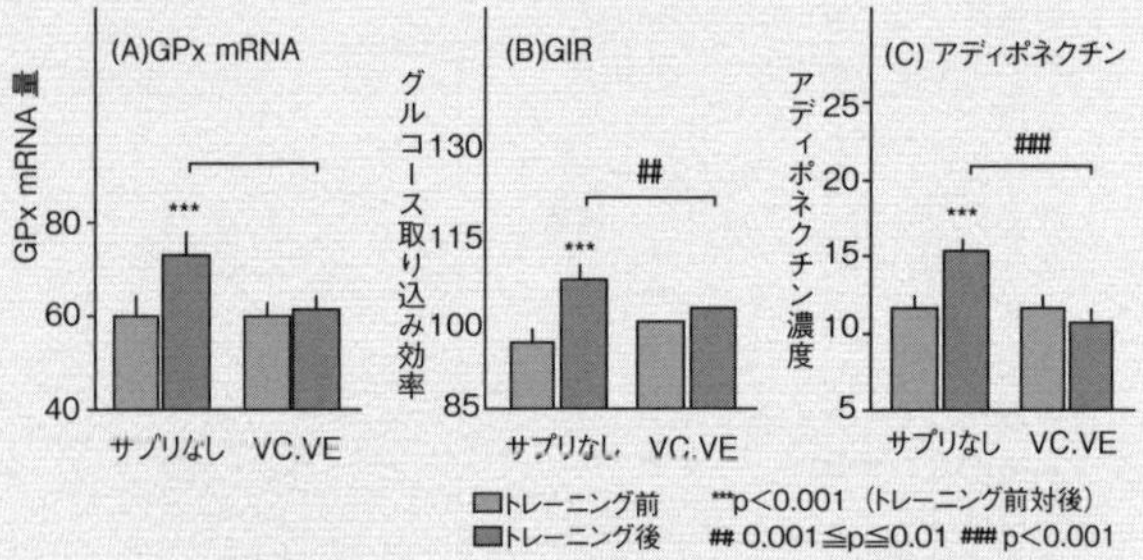

(A)　抗酸化酵素（グルタチオンペルオキシダーゼ GPx）mRNA 量の増加（筋生検）
(B)　糖取り込み効率（グルコース注入率、GIR）の亢進、
(C)　血漿アディポネクチン濃度の上昇を、減少あるいは消失させる。

対象は25～26歳の男性、BMI 約24。85分間の運動を週５日実施。
４週間のトレーニング中、毎日 VC １g、VE400IU を摂取。(67)

量）の運動による増加も抑えられました。これらの酵素は活性酸素によって誘導合成されることから、この結果は運動によって生じた活性酸素がVC、VEによって減少し、運動の有益効果が減弱したことを示唆しています。つまり、運動の効果は活性酸素の産生を介して生じていたらしいというわけで、〝運動ホルミシス〟がヒトでもみられることを示唆した研究です。一般的にアンチエイジングのためにと摂取されている抗酸化ビタミンが、運動の効果をなくしてしまうというのは意外に思われるかもしれませんが、生体の調節機能は複雑で一面だけをみた単純な発想では理解できないことを示してもいます。なお、この研究報告に対して最近否定的な論文も発表されています。(68)

また、この研究に関連して、活性酸素による寿命延長効果および抗酸化ビタミンによる効果消失が線虫で示されています[69]。線虫に解糖阻害剤2－デオキシグルコースを投与すると寿命が延長しますが、その際、ミトコンドリアからより多くの活性酸素が産生されます。抗酸化酵素の活性化もみられますから、活性酸素によるホルミシス作用で酸化傷害に対する耐性が高まったと考えられます（論文の著者は、この現象をミトホルミシス〈mitohormesis〉と呼んでいる）。この報告は前述のヒトの運動に対するVC、VEの作用とも一致する知見です。

百薬の長の健康増進メカニズム？　アルコールのホルミシス作用

徒然草にも酒は「百薬の長とはいへども……」（徒然草第一七五段）と書かれているように、いにしえの昔から酒は健康によいといわれてきました。酒飲みの口実のようにも受け取られていますが、適度なアルコール摂取がさまざまな疾患のリスクを減らすということは、長期にわたる飲酒習慣と病気の関係について調査した疫学研究でも示されています。しかし、その健康増進メカニズムは十分に明らかになっていません。最近の研究によって、少なくとも有益効果の一部は活性酸素が関与しているかもしれないことが示唆されました。摂取量と死亡率のあいだにはＪ字型あるいはＵ字型の関係があり（摂取量増加にともなって最初はリスクが下降、一定量を超えると上昇）、アルコール量にして二三グラムくらい（ビール大瓶一本か日本酒一合程度）で死亡リスクは最低になります。アルコールにホルミシス様作用があることが想像できます。

スナネズミの脳の虚血・再灌流傷害（二二四頁参照）モデルを使った研究で、アルコールの健康増進メカニズムになるかもしれない結果が報告されています。[70] スナネズミは頸部の血管を縛って脳への血流を一時的に止めたあと再開すると神経細胞死が起こるので、脳梗塞の病態モデルに使われています。このとき、あらかじめネズミに適度なアルコールを飲ませておくと、このモデルの脳細胞の酸化傷害が軽減しました。一方で、アルコールを摂取させる前に活性酸素を産生するＮＡＤＰＨ酸化酵素の阻害剤を与えておくと、この有益作用が弱くなってしまいました。アルコール摂取によってこの酵素を介して産生された活性酸素が虚血再灌流傷害を抑えることに役立っていたことを示唆する結果です。アルコールが〝百薬の長〟である仕組みのひとつかもしれません。ここでも活性酸素が有益な働きをしているようです。もちろんアルコール摂取はさまざまな生体反応を起こしますし、運動の場合と同様に過度は有害ですから、〝ほどほど〟が大切であることはいうまでもありません。徒然草にも「百薬の長」に続いて「……万の病は酒よりこそ起れ」とあります。ともあれ、アルコールもホルミシス様作用を持つ物質のひとつといえそうです。

アルコールにホルミシス様作用がありそうだということと関連して、アルデヒド、とりわけ過酸化脂質に由来する高反応性のアルデヒドである4-ヒドロキシノネナール（第二章参照）が酸化ストレスに対して心筋を保護する作用を持つという興味深い報告があります[71]。アルコールが代謝されてできるアセトアルデヒドにもホルミシス様の有益作用があるかもしれません。

同様に「抗酸化サプリメントは酸化を進める？」（一四九頁参照）でお話ししたように、ポリフェノール、ビタミンC、カロテノイドなどが抗酸化作用を持つと同時に、活性酸素を産生する酸化促進作用を持つことを考えると、これらの物質も抗酸化物質という名称とは裏腹に活性酸素による抗酸化機構の誘導という一見逆説的な作用を持っている可能性も考えられます。ポリフェノールのカテキンを加えて培養した細胞ではDNAの酸化傷害が亢進しますが、過酸化水素分解活性が高い細胞では傷害はわずかしか起こりません[72]。このことから、カテキンが過酸化水素の発生にかかわっていることが考えられます。また、カテキンは抗酸化酵素SODを誘導することも報告されています。したがって、いわゆるポリフェノールのような〝抗酸化物質〟がこうした機構を通じて抗酸化作用を発揮していることも考えられるのです。

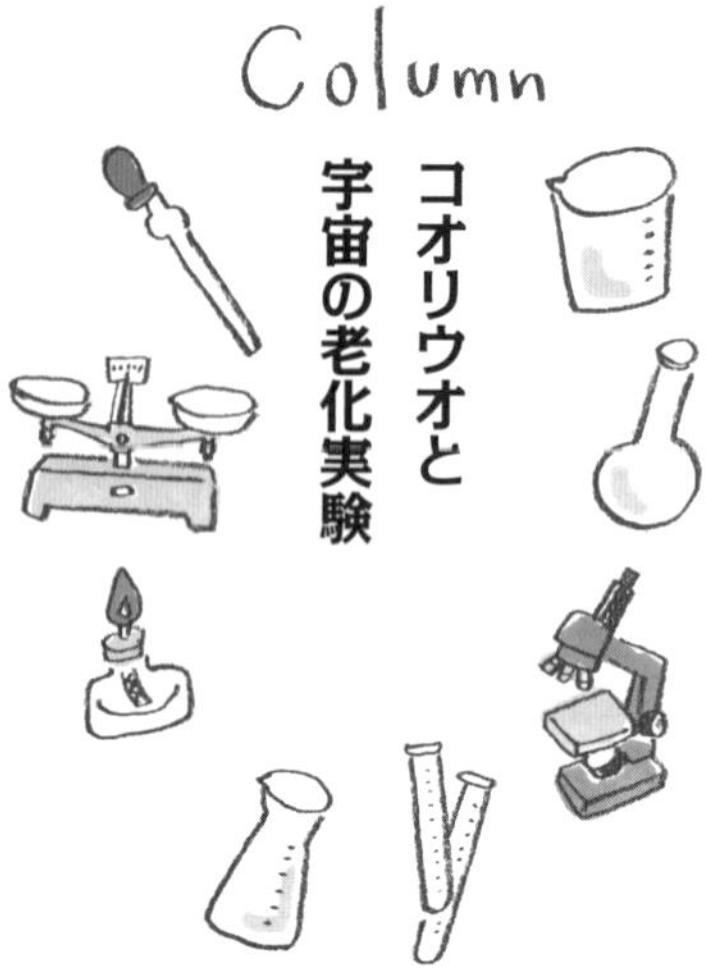

コオリウオと宇宙の老化実験

長期間無重力（微小重力）の宇宙で生活すると、筋肉が萎縮し骨がもろくなり、老化が促進するようだということは、よく知られている。[73] 水中の魚は浮力と重力が釣り合って無重力に近い状態に置かれている点で宇宙にいるのと似た状況だと思うが、水の抵抗の中で動き回っているので筋肉や骨が発達する。しかし、無重力・無抵抗の宇宙遊泳ではそうはいかない。宇宙飛行士は宇宙船に運動器具を持ち込んで筋トレをしているそうである。

魚といえば、コオリウオ（icefish）が骨粗しょう症研究のモデル動物になるかもしれないという話がある。[74] コオリウオは南極の極低温海域に生息する魚で、脊椎動物では唯一ヘモグロビンを持たないで酸素呼吸をしている。極低温のため体液中に溶存する酸素が多く、赤血球による運搬を必要としないというから驚きだ。

三四〇〇万年前から南極海の海底に生息していたコオリウオの祖先は、その後、海水の低温化で上層の魚が次第にいなくなった後に生息域を広げた。深海に適応して失った浮き袋を再び獲得して浮上するのは長い年月をかけても困難だ。そこで深海底生活に必要だった丈夫な重い骨のミネラルを減らして身を軽くするという戦術をとった。その過程で頭蓋骨まで薄くしてしまったため、骨の下に脳が透けて見えるそうだ。

コオリウオの骨形成・破壊にかかわる遺伝子を解析し、発現調節機構を調べればヒトの加齢で起こる骨減少症や骨粗しょう症の原因や対策に何か手がかりが得られるかもしれない。浮力を増すために脂肪を蓄える仕組みも獲得しているそうだから、生活習慣病の研究にも役立つ可能性もあるという。

宇宙空間では、さまざまな生物実験が行われている。老化関連では線虫を用いた筋萎縮や異常タンパク質の蓄積にかんするものがある。たとえば、高齢の線虫には加齢性骨格筋萎縮（サルコペニア）が起こるのだが、ロシアの宇宙船「ソユーズ」で打ち上げられた国際宇宙ステーションで、一〇日間滞在した線虫の筋萎縮メカニズムが宇宙航空研究開発機構などの研究者によって調べられている。高齢の線虫は、筋肉タンパク質の合成が遺伝子の発現レベルで低下し、動きも悪くなったという。

第一回国際ホルミシス会議のシンポジウム「老化とホルミシス」では、遠心機で作り出した過重力環境がショウジョウバエの老化やストレス耐性に及ぼす影響の研究結果の発表があった。4Gから7Gの重力で運動能の加齢低下が抑制され、熱ストレスに対する耐性が増加したという。[75] 宇宙船のなかでも遠心機によって筋萎縮や骨量減少を抑えることが考えられているようである。遊園地には「コーヒーカップ」や「ローター」という遠心力を使った回転式の遊具があるが、その原理は座っていることの多い高齢者の筋肉や骨を鍛えるのに使えるかもしれない。

宇宙での老化実験としては、東京都健康長寿医療センター研究所の本田修二・陽子博士夫妻は、細胞内にタンパク質の凝集を調べるマーカー（ポリグルタミン遺伝子）を入れた線虫を宇宙船に乗せてポリグルタミン凝集体（グルタミンの重合体で神経細胞死を起こす）を調べ、宇宙では地上よりも凝集が遅くなることを見出している。[76] 高齢のヒト、そのほかの動物の脳には種々のタンパク質凝集物が蓄積し、アルツハイマー病やパーキンソン病などの神経変性疾患を引き起こす（八五、八六、一三一頁参照）。線虫の実験結果は、この点で宇宙では老化関連疾患が遅れる可能性を示唆していて興味深い。

第五章

健康に老いるために

本書では、老年学、特に基礎老化学・老化生物学と老化介入・老化制御の問題を取り上げました。内容を正確にお伝えするために生物学や化学の基礎にもふれて、元の論文のデータを引用しながら話を進めてきました。しかし、十分確立されていない基礎老化学のような発展途上の学問の場合、遠からず否定されたり、重要性が低下したりするものもあります。寿命が延びた、抗老化作用があるといった内容の論文はあとになって問題を指摘される場合も少なくありません。本書の冒頭にも書きましたが、世間で関心の高いアンチエイジングにかんしては検証されていない情報が氾濫しています。本書では基礎老化学の研究成果に基づいて、情報の問題点を指摘し、できるだけ客観的な説明をしてきました。とはいえ、多様な考え方や情報を偏りなく紹介することは難しく、我田引水が前面に出ることが多かったことは認めざるをえません。その点については読者の皆様の判断にゆだねたいと思います。

若者と老人の外見的なちがいは子どもにもわかるほど明瞭です。しかし、体のなかで起こっていることはそれほど単純ではありません。健康に老いるためにどうしたらいいか、そのためには老化がどういうものかを理解しなくてはなりません。そうでないと、なぜある方法が別な方法より適切なのか納得できないでしょう。第一章ではヒトと動物の老化についてお話ししました。ヒトにかんする研究の基礎になっているのはおもに老化モデルといわれる動物を使った実験です。動物の老化とヒトの老化の類似点やちがいを理解していただけたでしょうか。動物実験の結果がヒトに当てはまらない例も多く、その理由についてもお話ししました。第二章ではおもに動物の老化の研究から提唱されている老化メカニズムについて解説しました。有力な考え方の基礎になっているのは酸化ストレスです。研究者ばかりでなく一般の人々にも注目されている活性酸素については特にくわしく説明しました。活性酸素が老化の源であると信じられている一方で、体の機能に必須な物質でもあることを強調し、活性酸素を抑えれば老化が〝防げる〟という考えの単純さについても言及しました。第三章で取り上げたことはわたしの専門外の内容ではありますが、老年病について活性酸素の関与を中心に基礎老化学の立場から考えを述べました。第四章では、読者の皆様がもっとも関心をお持ちだと思われる抗老化あるいは老化介入（老化制御）についての抗酸化サプリメント・カロリー制限・運動を中心にお話ししました。残念ながら、一世紀を生きた超長寿者の長生きの秘訣が第四章で解説したような老化介入法を実践したためだという話は聞いたことがありません。結局、こうすればいいという一般的な方法はなさそうです。

わたしたちは酸素がなくてもブドウ糖がなくても生きていけません。一方で、両物質は生命にとって危険なものでもあることをお話ししました。生命は危ういバランスの上に成り立っているのです。わたしたちは原始微生物に始まる三五億年の過酷な進化の歴史を生き延びてきました。連綿と続く祖先が、現存するすべての生物が共有している恒常性維持機構と呼ばれる仕組みを獲得してくれたおかげです。この仕組みは変調をきたした体を単に元の状態に戻す能力ではありません。変化に応じて体のなかに新たな定常状態を作り出す能力です(1)。この能力はとりわけ高齢者にとって重要です。高齢者には若者とちがった高齢者にふさわしい定常状態があります。近代の老年科学はこの能力が高齢でもかなりの程度保たれていることを明らかにしてきました。

問題は、こうした能力を眠らせたままにしていることです。第二章でお話ししましたが、わたしたちが両親からもらった遺伝子は高齢でもわずかしか変化しません。がん化における突然変異や認知症における神経細胞死のような不幸なケースを除けば生命の設計図である細胞内のＤＮＡは生涯ほとんど無傷といっていいでしょう。傷ついた遺伝子もほとんどの場合、修復されるからです。したがって、眠っている遺伝子を呼び覚ますことによって老化を遅らせ、老年病のリスクを減らすことは可能と考えられます。そのなかには傷害の修復や代謝回転を担うタンパク質の遺伝子もふくまれています。それにはどうすればいいでしょうか。年齢や体調にふさわしい負荷をかけること、そして、特別に不足した場合を除いてサプリメントに頼らないで通常の食事から必

図5−1 寿命は偶然でも左右される
環境も遺伝子も同じ線虫の寿命の個体差

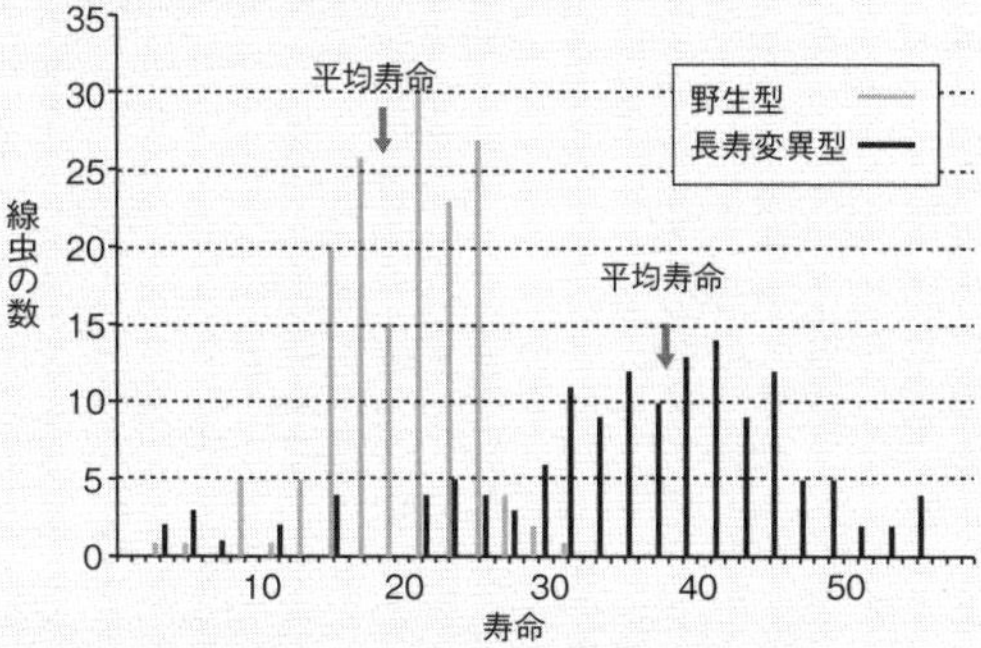

野生型と長寿変異型の線虫の個体別の寿命を比較。棒の長さはその寿命を持つ個体数。遺伝的に単一な線虫集団でも相当の幅があることから寿命に対する偶然の寄与が示唆される。(2)

要な栄養を摂取することです。負荷をかけることによって恒常性維持機構が活性化されます。負荷に対抗する仕組みこそ進化の歴史を通じてわたしたちが生き延びてきた根本的な力であるといっていいでしょう。

遺伝的に同一と考えられる実験動物の集団でも個体ごとの寿命には相当大きな開きがあることが知られています。その開きは介入によっても変えることができない確率の問題です。図5−1は老化モデル動物としてよく使われる線虫の個体別寿命を調べた結果です。(2) 野生型の線虫と変異によって長寿化した線虫（Age-1）の結果が示されています。両者とも遺伝的には均一であるのに個々の寿命は平均値を中心に幅広く分布していることがわかります。実験室の線虫は通常直径数センチメートルのシャーレのなかで大腸菌を餌にして飼います。狭い空間で個体毎に環境が異なっているとは考えられません。遺伝子も環境も同じでも寿命がかなりちがうとなると、寿命は確率によって左右される部分があると考えていいでしょう。ヒトの集団でも寿命に対する確率（偶然あるいは運、不運）の寄与は否定できないと思われますが、これは人知の及ぶところではありません。わたしたちができることは持てる力を最大限に引き出すことです。

高齢でも遺伝子あるいはその発現機構には大きな問題が生じていないと考えられる身近な例は、九〇歳の高齢者でも身体活動によって筋肉量が増加し、筋力をつけることができるということです[3]（図5－2）。たとえ、若いときほどの力はつかないにしても、わたしたちの遺伝子が高齢でも健全である証拠です。第四章でお話ししましたが、動物でも老齢になったラットを豊かな環境で飼うと大脳皮質が厚くなることを見出したダイアモンドは「非常に高齢の動物の皮質に可塑性があることを示したこの研究の成果には、私たち高齢化しつつある人口に対しての警告と希望とがともにふくまれているのです。……警告とは脳に届く感覚刺激が少なくなるような不活発な生活様式に入らないように、というものであり、希望とはもし脳を刺激し続けるなら、生涯を通じて健康な精神活動ができるだろう、というものです」と強調しています[4]（〝可塑性〟とは状況に応じて変化しうる能力のこと）。実験に使われたラットは二五・五月齢から三〇月齢でヒトでは大体

図5−2 90歳でもトレーニングで筋力は増強する

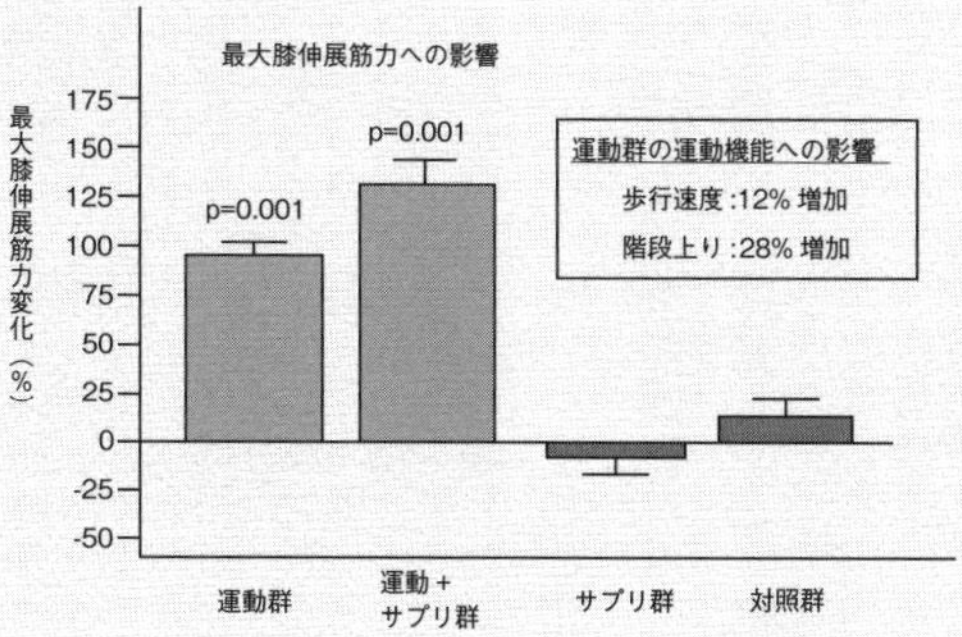

対象者：男性37人、女性63人（年齢：87.1±0.6（72-98）歳）運動トレーニング：1回45分・週3日・10週間（膝筋と臀筋の伸展）最大筋力の80%。サプリメント：カロリー・ビタミン・ミネラル増強

90歳以上の高齢者をふくむ平均87歳の男女が運動トレーニングを行った結果、運動機能に改善がみられた。サプリメントだけでは効果はなかった。(3)

図5−3 座っている時間と死亡率の関係

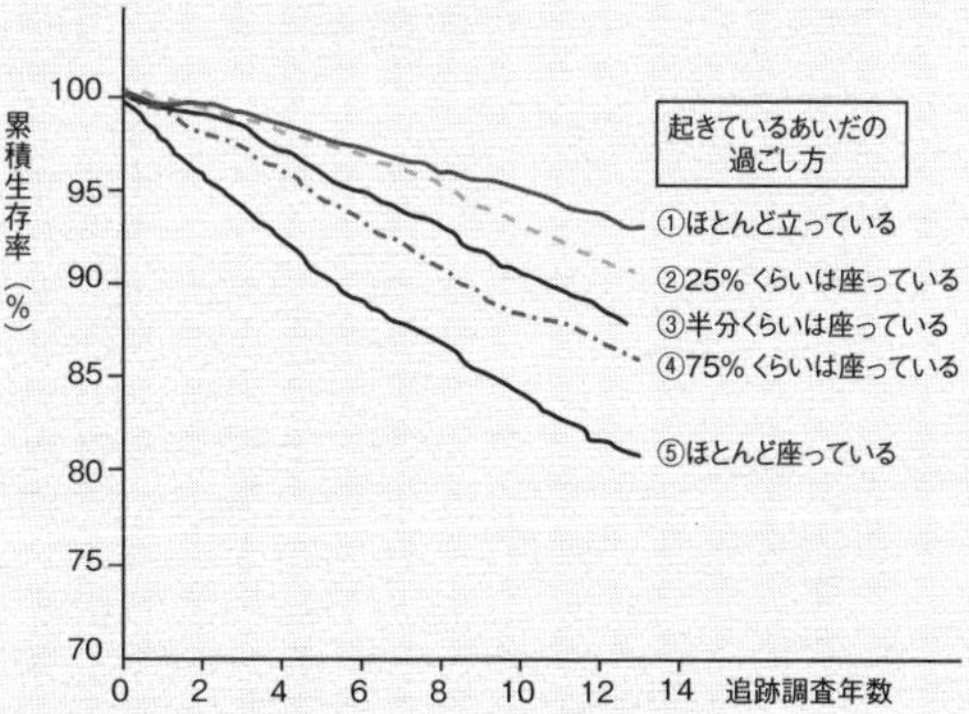

男女17,013人（18-90歳）を12年間追跡調査。レジャー活動の多少にかかわらず、立っている時間が長い人のほうが生存率が高い。(5)

六五歳から七五歳に相当します。このようにヒトでも動物でも特に、大部分が分裂終了細胞からなる筋肉と脳で、高齢になるまで内外の刺激に応答する力が残されていることは重要です。

運動が体にいいといわれますが、大変な努力をしないと健康長寿は実現できないものでしょうか。図5－3を見てください。立っている時間（割合）と生存率の関係を一二年間にわたって調べた結果です。[5] 一日中座って過ごす人とほとんど立っている人では生存率に大きなちがいがあります。重力に抗してバランスをとりながら立っているだけでも有益なのです。もちろん、元気だから立っていられるのだという議論はありえますが、運動といえない程度のささやかな身体活動でも体にいいことを示唆していると考えられるのではないでしょうか。

高齢や、そのほかの理由で自力歩行が困難な人でも、足こぎ車いすを使った筋肉運動によってかなりの程度の機能回復がみられるという報告があります。刺激の仕方を工夫することによって眠った機能を呼び覚ますことができるひとつの例といえるでしょう。

長く健康生活をエンジョイするには、肉・魚・野菜・果物など栄養面で多様な材料を使った食物を取り、散歩や運動などで習慣的に体に適度な負荷をかけることです。そうすることで、若いときには活発であっても高齢期には発現が不活発になりがちな遺伝子を呼び覚まし、生体恒常性維持機構をバランスよく活性化することが大切です。

Column

葉っぱの老化に学ぶ「老後」

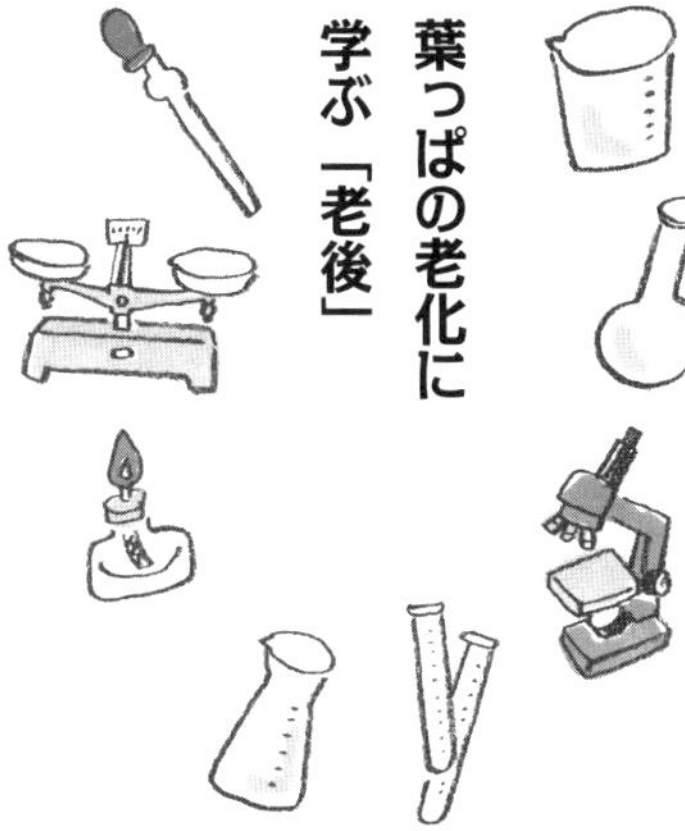

医師の日野原重明さんが96歳で出演したことでも有名になったミュージカル「葉っぱのフレディ」は、春の芽吹きから落葉までの木の葉の一生がテーマだが、秋の楽しみのひとつは葉っぱの色の変化だ。春風にそよぐしなやかな若葉も初々しくていいけれど、日々変わりゆくカエデの紅葉やイチョウの黄葉も味わい深い。

葉っぱの色の変化は葉緑素の分解による〝老化〟の結果である。しかし、秋になっても紅葉・黄葉しないで緑のままでいる突然変異があるそうだ[6]。老化しないのはけっこうなようだが、いつまでも青二才では味気ない。

ヒトには単一遺伝子の変異によって見かけ上老化が速く進行する早老症候群という病気がある（五二頁参照）。残念ながら老化が遅くなる〝遅老〟形質を示す変異は知られていない。老化が通常の人より遅れている可能性のある百寿者の遺伝子解析が進んでいるが、長寿に関係する確かなものは見つかっていない。抗酸化酵素遺伝子の導入や抗酸化サプリメントの投与による老化遅延や寿命延長は線虫やショウジョウバエでは報告があるが、哺乳類のように恒常性維持機能が高度に発達している生物ではほとんどうまくいっていない。介入で寿命が延びている場合の多くは、元の動物がなんらかの欠陥を持っていて短命である。介入による長命化は病態の改善に過ぎない場合が多い。健常動物ではおそらくすでに複雑緻密な調節機構が備わっていて、外からの操作が介入できる余地は少ないのだろう。

「この上なく美しい夏もいつかは
秋のおとろえを感じようとする
木の葉よ、がまん強くじっとしていよ
風がおまえをさらおうとしても」

ヘルマン・ヘッセ[7]

葉っぱは晩年でも輝いている。養分を根っこに送って春の新芽のために散ってゆく。われわれ人間も見てくれの若返りを願うより、年相応に元気で、秋の葉っぱのような老後を迎えたいものである。

あとがき

本書の内容は、私が東邦大学薬学部に在職中、大学附属図書館（現・メディアセンター）が研究室紹介のために立ち上げた「バーチャルラボラトリー」に老化研究について一般の人々向けに書いたもの（同図書館の山川美和さんにはイラストの作成、レイアウトなどで大変お世話になりました）、および学術雑誌や専門書などに寄稿した総説・解説、市民講座でお話ししたことなどをもとにしています。文系の読者にもわかるようにとの東京堂出版編集部のアドバイスで、化学や生物学にかかわる記述については注を加えましたが、不十分だったかもしれません。不明な点や質問があれば、東京堂出版あるいは東邦大学のホームページ（http：//www.mnc.toho-u.ac.jp/v-lab/aging/）からメディアセンター経由で連絡していただければ、できるだけ回答したいと思います。

わたしが老化研究に携わることになったのは恩師水野伝一先生から大学院の研究テーマをいただいた一九六五年にさかのぼります。生命科学研究者は歳を取ると（研究できる期間が短くなると）生命の起源や老化メカニズムの問題を手がけるようになる、と半分皮肉をこめていわれることもあった時代です。両方とも、証明するのは困難でなにをいってもまちがうことはないというわけです。もちろん先生は老化が将来重要な問題になることを見通され、当時取り組まれていたバクテリアを使った生化学的な研究から動物の老化の問題に目を向けられたのです。特に神経や筋肉といった分裂終了細胞の変化を重視され、医学部の著名な解剖学者中井準之助・教授から神経細胞の培養について勉強してくるようにといわれました。水野先生は老化の基礎研究という未踏の分野に橋頭堡を築こうとされたのではないかと思います。日本基礎老化学会の前身の研究会が創設されたのは一九七七年ですから、それに先立つ一〇年以上前のことです。今でも老化のメカニズムは解明されていません。活性酸素を中心にした有力な説のほかにまだ多くの考え方があるのです。

近代老年科学の発展に大きな思想的な影響のあったメダワー（Peter Medawar, 一九六〇年ノーベル生理学医学賞受賞）は一九五二年、ロンドンで〝An unsolved problem of biology〟という有名な講演をしました。〝未解決の問題〟とは老化のことです。以来、半世紀を超える年月が経ち、老化研究は目覚ましく発展しました。老化はもはや未解決問題ではないと主張する世界的な老化研究者もいます[1]。しかし、わたしのみるところ、第二章でお話ししたようによく似た加齢変化をする動物の寿命や老化速度があれほど大きくちがう仕組みはなにか、という問題など未解決の重要な課題は多く残されています。その研究はヒトの老化遅延を考える上でも寄与することになるはずです。将来の発展を期待したいと思います。

日本の高齢化率（六五歳以上の人の割合）は二〇一〇年には二三%を超えました。総人口の減少とも相まって四〇年後には四〇%に達すると予測されています。虚弱・病弱の高齢者がそれに応じて増えるとすると大変なことになるでしょう。介護保険や老人医療にかかわる国民負担も近い将来耐えられる限界を超えるかもしれません。生物学的老化が避けられないなかで、いかに医学が進歩しても、残念ながら老年病のリスクをゼロにすることはできないでしょう。わたしたちにできることは、第五章で強調したように、個人個人が持つ歳相応の恒常性維持機能を最大限に引き出し、できるだけ長く健康を保つように自ら努力をすることです。

老年学は生物学・医学・社会学など幅広い専門領域にまたがる総合学問です。それぞれの分野の学問的興味のほかによりよい高齢期を過ごすにはどうしたらいいかという共通の目標を持っています。本書では浅学を顧みず自分の専門領域を超えて老年医学や、時に老年社会学の分野にまで立ち入ってお話ししました。そのほかの内容についてもまちがっていることもあると思います。本書が生物学・化学をふくめて専門家の方々の目に触れることがありましたらどうぞご叱正・ご教示をお願い致します。

本書の編集には東京堂出版編集部の堀川隆さん、上田京子さん、㈱ドレミファの高田沙織さんに大変お世話になりました。特に高田さんには専門的表現やわかりにくい言い回しが多い原稿を読みやすくする上で随所に適切なアドバイスをもらいました。お礼申し上げます。しかし、至らないところがあれば、それはわたしがわがままを通した結果で、責任はわたしにあります。

本書執筆を機会に、研究生活を支えてくれ九五歳と九七歳で他界した父母、妻真理子、子どもたち真希・健介・美希に感謝し、まだ幼い孫の蒼良と碧が未来を担う子どもたちとともに二一世紀に健やかな老後を迎えてほしいと願って筆を置きたいと思います。

二〇一二年秋

後藤佐多良

健康に老いる　索引

【参考文献】

はじめに

1．折茂肇「活気ある長寿社会を目指して」『日本老年医学会雑誌』43巻（2006年）P27-34、日本老年医学会

第一章

1．後藤佐多良「I 老化の生物学　第１章 老化の理論および機構　1．老化とは何か」『新老年学（第３版）』（2010年）P3-22、東京大学出版会

2．高木由臣『生物の寿命と細胞の寿命―ゾウリムシの視点から』（1993年）、平凡社

3．Bafitis H, Sargent F 2nd. Human physiological adaptability through the life　sequence. J Gerontol. 32: 402-410, 1977.

4．後藤佐多良「老化・リソゾーム・リボゾーム」『生体制御』（水野伝一編）（1980年）P480-500、共立出版

5．権藤恭之「百寿者の調査について教えてください」『老人研ニュース』No. 218（2007年1月）、東京都健康長寿医療センター

6．Vaupel JW: Biodemography of human ageing.　Nature 464: 536-542, 2010

7．松林公蔵「健康維持と障害・病気の予防」『看護のための最新医学講座（第２版）〈17〉老人の医療』P96-103（2001年）、中山書店

8．権藤恭之「わが国における百寿者人口の動態および東京の百寿者の現状」『平成13年度厚生科学研究費補助金研究報告書　百寿者の多面的検討とその国際比較』（広瀬信義、2002年）P10-15

9．奥野良之助『金沢城のヒキガエル 競争なき社会に生きる』（1995年）、どうぶつ社

10　後藤佐多良「基礎老化学入門―老化の基本概念と論点　特集　老化・寿命決定のメカニズム」『細胞工学』vol.33（2002年）P704-708、秀潤社

11. Pérez VI et al: Protein stability and resistance to oxidative stress are determinants of longevity in the longest-living rodent, the naked mole-rat（ハダカデバネズミ）. Proc Natl Acad Sci USA. 106: 3059-64, 2009.

12. Ungvari et al: Testing hypotheses of aging in long-lived mice of the genus Peromyscus（シロアシネズミ）: association between longevity and mitochondrial stress resistance, ROS detoxification pathways and DNA repair efficiency. AGE 30:121–133, 2008.

13. Austad S: Introduction to animal models. Exp Gerontol 38: 1327-28, 2003.

14. Ames BN. Endogenous DNA damage as related to cancer and aging. Mutat Res 214:41-6, 1989.

15. Albert RE et al. Life span and cancer mortality in the beagle dog and humans. Mech Ageing Dev. 74:149-59, 1994.
16. Herndon LA et al. Stochastic and genetic factors influence tissue-specific decline in ageing C. elegans. Nature 419:808-14, 2002.
17. Cortopassi GA & Wang E. There is substantial agreement among interspecies estimates of DNA repair activity Mech Ageing Dev 91: 211-218, 1996.

図表
1－2　Bafitis & Sargent: 1977
1－3　水野伝一編、後藤佐多良著『生体制御』（1980年）P480、共立出版、
1－4　厚生労働省資料
1－5　Vaupel, 2010
1－6　奥野、1985のデータに基づいて後藤作図
1－7　後藤、2002より改変
1－9　Cortopasi & Wang, 1996を改変

第二章

1. Conboy IM et al. Rejuvenation of aged progenitor cells by exposure to a young systemic environment. Nature 433: 760-4, 2005.
2. Gage FH. Neurogenesis in the adult brain. J Neurosci. 22: 612-3, 2002.
3. Hayflick L, Moorhead PS. The serial cultivation of human diploid cell strains. Exp Cell Res 25: 585-62, 1961.
4. アレクシス・カレル著、渡辺昇一訳『人間―この未知なるもの』(1980年）P201、三笠書房
5. トム・カークウッド著、小沢元彦訳『生命の持ち時間は決まっているのか』（2002年）P124-130、三交社
6. Linskens MH et al. Replicative senescence and cell death. Science 267: 17, 1995.
7. 後藤佐多良「in vitro 細胞老化と個体の老化の関連を考える（特集：エイジングの分子 細胞生物学）」『現代医療』30号（1998年）P359-367、現代医療社
8. Martin GM et al. Replicative life-span of cultivated human cells. Effects of donor's age, tissue, and genotype. Lab Invest 23: 86-92, 1970.
9. Cristofalo VJ et al. Relationship between donor age and the replicative lifespan of human cells in culture: a reevaluation. Proc Natl Acad Sci USA. 95: 10614-9, 1998.
10. Cristofalo VJ. "I no longer believe that cell death is programmed...", an interview with Vincent Cristofalo. Biogerontology. 2: 283-90, 2001.

11. Bruce SA, Deamond SF. Longitudinal study of in vivo wound repair and in vitro cellular senescence of dermal fibroblasts. Exp Gerontol. 26: 17-27, 1991.
12. Röhme D. Evidence for a relationship between longevity of mammalian species and life spans of normal fibroblasts in vitro and erythrocytes in vivo. Proc Natl Acad Sci USA. 78: 5009-13, 1981.
13. Martin GM. Genetics and aging; the Werner syndrome as a segmental progeroid syndrome. Adv Exp Med Biol. 190: 161-70, 1985.
14. Harley CB et al. Telomeres shorten during ageing of human fibroblasts. Nature 345, 458 - 460, 1990
15. 朝長正徳『脳は老化するか』（1989年）P37-39、ダイヤモンド社
16. Gomez-Isra et al. Profound loss of layer II entorhinal cortex neurons occurs in very mild Alzheimer's disease J. Neurosci. 16: 4491-5000, 1996
17. 中野昌俊「日本人の生活年代の差による肝細胞数変化」『老化指標データブック』（1988年）P56-57、朝倉書店
※原著：Sato T et al. Jpn J Geriatrics 18: 325-335, 1981.
18. Medvedev ZA. An attempt at a rational classification of theories of ageing. Biol Rev 65: 375-98, 1990.
19. Martin GM. The Werner mutation: does it lead to a "public" or "private" mechanism of aging? Mol Med. 3: 356-8, 1997；（解説）後藤佐多良「第七回アジア・オセアニア国際老年学会のトピックス―George Martin 教授の基調講演より―Biological Science and Successful Aging―」Gerontology 16:120-123, 2004
20. Kyng KJ, Bohr VA. Gene expression and DNA repair in progeroid syndromes and human aging. Ageing Res Rev 4: 579-602、2005.
21. Johnson TE, Lithgow GJ. The search for the genetic basis of aging: the identification of gerontogenes in the nematode Caenorhabditis elegans. J Am Geriatr Soc 40: 936-45, 1992; Rattan SI. The nature of gerontogenes and vitagenes. Antiaging effects of repeated heat shock on human fibroblasts. Ann N Y Acad Sci 854: 54-60, 1998.
22. Walker DW et al. Evolution of lifespan in C. elegans. Nature. 405: 296-7, 2000.
23. Di Bona D et al. Effect of interleukin-6 polymorphisms on human longevity: a systematic review and meta-analysis. Ageing Res Rev 8: 36-42, 2009.
24. Zahn JM, Kim SK. Systems biology of aging in four species. Curr Opin Biotechnol 18: 355-9, 2007.

25. Harman D. Aging: a theory based on free radical and radiation chemistry. J Gerontol 11: 298-300, 1956.
26. Harman D, Harman H."I thought, thought, thought for four months in vain and suddenly the idea came"--an interview with Denham and Helen Harman. Interview by K. Kitani and G.O. Ivy. Biogerontology 4: 401-412, 2003.
27. McCord JM, Fridovich I.Superoxide dismutase. An enzymic function for erythrocuprein (hemocuprein) J Biol Chem. 244: 6049-6055, 1969.
28. Trifunovic A et a. Somatic mtDNA mutations cause aging phenotypes without affecting reactive oxygen species production. Proc Natl Acad Sci USA. 102: 17993-8, 2005; Kujoth GC et al. Mitochondrial DNA mutations, oxidative stress, and apoptosis in mammalian aging. Science. 309: 481-4, 2005.
29. Szilard L. On the nature of the aging process. Proc Natl Acad Sci USA. 45: 30-45, 1959.
30. Vijg J. Impact of genome instability on transcription regulation of aging and senescence. Mech Ageing Dev. 125: 747-53, 2004.
31. 後藤佐多良「エラー破綻説　特に蛋白合成および分解に関する諸問題　IV-3」『臨床老年医学大系・基礎老年医学総論』P91-119（1983年）、情報開発研究所
32. Mori N et al: Conservation of ribosomal fidelity during aging. Mech Ageing Dev10: 379-398, 1979; Takahashi R, Goto S: Fidelity of aminoacylation by rat liver tyrosyl tRNA synthetase: Effect of age. Eur J Biochem 178: 381-386, 1988
33. Goto S et al. Implications of protein degradation in aging. Ann NY Acad Sci 928: 54-64, 2001
34. 後藤佐多良「蛋白質の加齢変化と老化：老化と寿命」『遺伝 別冊』No.7（1995年） P126-134
35. Cutler R. Recent progress in testing the longevity determinant and dysdifferentiation hypotheses of aging. Arch Gerontol Geriatr 12: 75-98, 1991.
36. Wong AH et al. Phenotypic differences in genetically identical organisms: the epigenetic perspective. Hum Mol Genet. 14: R11-18, 2005.
37. Fraga MF et al. Epigenetic differences arise during the lifetime of onozygotic twins. Proc Natl Acad Sci USA. 102: 10604-9, 2005.
38. Ljungquist B et al. The effect of genetic factors for longevity: a comparison of identical and fraternal twins in the Swedish Twin Registry. J Gerontol A Biol Sci Med Sci. 53: M441-6, 1998.
39. Fridovich I. Mitochondria: are they the seat of senescence? Aging Cell 3: 13-16, 2004.

40. 高橋希之『放射線の影響はあなたしだい』(2006年)、生体機能研究会
41. Takubo K et al. changes of telomere length with aging. Gerontal Int Suppl I: S197-206, 2010
42. Tanaka M et al. Mitochondrial genotype associated with longevity. Lancet 351: 185-6, 1998; do. Mitochondrial genome variation in eastern Asia and the peopling of Japan. Genome Res 14:1832-50, 2004
43. Goto S et al. Age-associated changes of oxidative modification and turnover of proteins. In: Oxidative Stress and Aging. (eds. Cutler R, Packer L, Bertram J, Mori A, Birkhäuser Verlag, 1995) pp. 151-158
44. Stadtman ER, Levine RL. Protein oxidation. Ann N Y Acad Sci. 899:191-208, 2000.
45. Kennedy EP. Hitler's gift and the era of biosynthesis. J Biol Chem 276: 42619-31, 2001; Schoenheimer R, Rittenberg D: The study of intermediary metabolism of animals with the aid of isotopes. Physiol. Rev 20: 218-48, 1940
46. 後藤佐多良「蛋白質の代謝回転から見た老化の分子機構」『トキシコロジーフォーラム』vol.8(1985年) P626-636
47. 後藤佐多良「老化機構をタンパク質から探る」『ファルマシア』vol.35(1999年) P901-903
48. Ishigami A, Goto S: Age-related change in the degradation rate of ovalbumin microinjected into mouse liver parenchymal cells. Arch Biochem Biophys 277:189 -195, 1990
49. Hayashi T, Goto S: Age-related changes in the 20S and 26S proteasome activities in the liver of male F344 rats. Mech Ageing Dev 102: 55-66, 1998
50. 石神昭人『ビタミンCの事典』(2011年)、東京堂出版
51. Miller RA. A position paper on longevity genes. Sci Aging Knowledge Environ.;2001(9): vp6, 2001;.Kuningas M et al. Genes encoding longevity: from model organisms to humans. Aging Cell 7: 270-80, 2008
52. Finch CE, Tanzi RE. Genetics of aging. Science. 278:407-11, 1997.
53. Martin GM. Genetic modulation of the senescent phenotype of Homo sapiens. Exp Gerontol. 31: 49-59, 1996.
54. 広瀬信義ほか「長寿遺伝子研究の現場と展望」『日本老年医学会誌』vol.47(2010年) P537-539
55. Karsten KB et al. A unique life history among tetrapods: an annual chameleon living mostly as an egg. Proc Natl Acad Sci USA. 105: 8980-4, 2008.

図表
2－2　A：マーチンら、1970、B：クリストファローら、1998の論文に基づく
2－3　Sato T et al, 1981
2－4　Medvedev, 1990
2－7　Stadtman and Levine,2000
2－10　Hayashi & Goto, 1998

第三章

1．フォルケ･ヘンシェン著、蕨岡小太郎訳『老化の問題』P43-45（1968年）岩波書店
2．八木国夫『学士会報』No.822（1999年）P43-59
3．吉川政己『老いと健康』（1990年）P7、岩波書店
4．Bortz WM 4th, Bortz WM 2nd. How fast do we age? Exercise performance over time as a biomarker. J Gerontol A Biol Sci Med Sci. 51: M223-5, 1996.
5．厚生労働省「平成23年簡易生命表の概況　参考資料３http://www.mhlw.go.jp/toukei/saikin/hw/life/life09/sankou03.html 死因別死亡確率と特定死因を除去した場合の平均余命の延びの推移」
6．権藤恭之：第一章の文献８と同じ
7．後藤佐多良「高齢化社会における基礎老化学の役割」『日本老年医学会雑誌』43巻（2006年）P289-292、日本老年医学会
8．折茂肇編『老年病研修マニュアル』（1995年）P17-19、メジカルビュー社
9．大類孝ほか「大学病院からみた老年病専門医の役割」『日本老年医学会雑誌』43巻（2006年）P433-436
10. Kurochkin IV, Goto S: Alzheimer's β-amyloid peptide specifically interacts with and is degraded by insulin degrading enzyme. FEBS Lett 345: 33-37, 1994
11. Iwata N et al. Identification of the major Abeta1-42-degrading catabolic pathway in brain parenchyma:suppression leads to biochemical and pathological deposition. Nat Med 6: 143-50, 2000.
12. Sato T et al : Senescence marker protein-30 protects mice lungs from oxidative stress, aging and smoking. Am J Resp Crit Care 174: 530-537, 2006
石神昭人『ビタミンの事典』（2011年）東京堂出版
13. Roubenoff R. Sarcopenia: effects on body composition and function. J Gerontol A Biol Sci Med Sci. 58: 1012-7, 2003.
14. Rantanen T et al. Muscle strength and body mass index as long-term predictors of mortality in initially healthy men J. Gerontol. Series A: Biol.Sci. Med. Sci. 55: M168-M173, 2000
15. Weindruch R. Interventions based on the possibility that oxidative

stress contributes to sarcopenia. J Gerontol A Biol Sci Med Sci. 50 Spec No:157-61, 1995.

16. Erickson GM et al. Tyrannosaur Life Tables: An Example of Nonavian Dinosaur Population Biology Science 313: 213-217, 2006

第四章

1. Lithgow GJ, Andersen JK. The real Dorian Gray mouse. Bioessays. 22: 410-3, 2000.
2. Perls TT. Anti-aging quackery: human growth hormone and tricks of the trade--more dangerous than ever. J Gerontol A Biol Sci Med Sci. 59: 682-91, 2004
3. Warner HR. Longevity genes: from primitive organisms to humans. Mech Ageing Dev 126: 235-42, 2005
4. Dangour AD, Sibson VL, Fletcher AE. Micronutrient supplementation in later life: limited evidence for benefit. J Gerontol A Biol Sci Med Sci. 59: 659-73, 2004.
5. 石神昭人『ビタミンCの事典』（2011年）東京堂出版
6. Herbert KE et al.Dietary supplementation with different vitamin C doses: no effect on oxidative DNA damage in healthy people. Eur J Nutr 45: 97-104, 2006.
7. Miller ER et al. Meta-analysis: high-dosage vitamin E supplementation may increase all-cause mortality. Ann Intern Med 142: 37- 46, 2005.
8. Fujita K et al. Vitamin E decreases bone mass by stimulating osteoclast fusion. Nat Med 18: 589-594, 2012.
9. Halliwell B et al. Health promotion by flavonoids, tocopherols, tocotrienols, and other phenols: direct or indirect effects? Antioxidant or not? Am J Clin Nutr 81(1 Suppl): 268S-276S, 2005.
10. Furukawa A et al. (-)-Epigallocatechin gallate causes oxidative damage to isolated and cellular DNA. Biochem Pharmacol. 66:1769-1778, 2003; Na HK et al. (-)-Epigallocatechin gallate induces Nrf2-mediated antioxidant enzyme expression via activation of PI3K and ERK in human mammary epithelial cells. Arch Biochem Biophys. 476:171-177,2008
11. Linnane AW et al. Coenzyme Q(10)--its role as a prooxidant in the formation of superoxide anion/hydrogen peroxide and the regulation of the metabolome. Mitochondrion 7 Suppl: S51-61, 2007.
12. Sohal RS et al. Effect of coenzyme Q10 intake on endogenous coenzyme Q content, mitochondrialelectron transport chain, antioxidative defenses, and life span of mice. Free Radic Biol Med 40: 480-7, 2006.

13. Goodman GE et al. The Beta-Carotene and Retinol Efficacy Trial: incidence of lung cancer and cardiovascular disease mortality during 6-year follow-up after stopping beta-carotene and retinol supplements. J Natl Cancer Inst 96: 1743-50, 2004.
14. Eichler O et al. Divergent optimum levels of lycopene, beta-carotene and lutein protecting against UVB irradiation in human fibroblastst. Photochem Photobiol 75: 503-6, 2002.
15. Bartke A. Can growth hormone (GH) accelerate aging? Evidence from GH-transgenic mice. Neuroendocrinology. 78:210-216, 2003.
16. Perls TT. Anti-aging quackery: human growth hormone and tricks of the trade--more dangerous than ever. J Gerontol A Biol Sci Med Sci. 59:682-691, 2004.
17. Okamoto H, Accili D. In vivo mutagenesis of the insulin receptor. J Biol Chem. 278: 28359-62, 2003.
18. ラッセル・J. ライターほか『奇跡のホルモン・メラトニン』(1995年) 講談社;Huether G. Melatonin as an antiaging drug: between facts and fantasy. Gerontology. 42: 87-96, 1996.
19. Weindruch R et al. The retardation of aging in mice by dietary restriction: longevity, cancer, immunity and lifetime energy intake. J Nutr 116: 641-54, 1986.
20. Sacher GA Life table modification and life prolongation. In Handbook of the Biology of Aging (ed. Finch CE, Hayflick L, Van Nostrand Reinhold Co.1977) pp. 582-638 (p.616)
21. Takahashi R, Goto S: Influence of dietary restriction on the accumulation of heat-labile aminoacyl tRNA in senescent mice. Arch Biochem Biophys 257: 200-206, 1987.
22. Ishigami A, Goto S: Effect of dietary restriction on the degradation of proteins in senescent mouse liver parenchymal cells in culture. Arch Biochem Biophys 283: 362-366, 1990.
23. Takahashi R et al. Ubiquitin/proteasome system of proteolysis: Effect of age and dietary restriction from early senescence in mice and rats. In: Gerontological approaches to care for the aged in the 21st century (eds. Choi SJ et al) p. 139-143, 2000.
24. Nagai M et al. Dietary restriction initiated late in life can reduce mitochondrial protein carbonyls in rat livers: Western blot studies. Biogerontology 1: 321-328, 2000.
25. 江崎淳二、上野隆「オートファジー減弱と老化の関わり」『日本老年医学会誌』48号 (2011年) P606-612
26. Speakman JR et al. Uncoupled and surviving: individual mice with high metabolism have greater mitochondrial uncoupling and live longer Aging Cell 3:87-95, 2004
27. Rosenberg B et al. The kinetics and thermodynamics of death in

multicellular organisms. Mech Ageing Dev 2: 275-93, 1973.
28. Roth GS et al. Biomarkers of caloric restriction may predict longevity in humans. Science 297: 811, 2002.
29. Masoro EJ. Hormesis and the antiaging action of dietary restriction. Exp Gerontol. 33: 61-6, 1998.
30. Carter CS et al. Influence of calorie restriction on measures of age-related cognitive decline: role of increased physical activity. J Gerontol A Biol Sci Med Sci 64: 850-9, 2009.
31. Howitz KT et al. Small molecule activators of sirtuins extend Saccharomyces cerevisiae lifespan. Nature 425: 191-6, 2003.
32. Baur JA et al. Resveratrol improves health and survival of mice on a high-calorie diet. Nature 444: 337-42, 2006.
33. Pearson KJ et al. Resveratrol delays age-related deterioration and mimics transcriptional aspects of dietary restriction without extending life span. Cell Metab 8: 157-68, 2008.
34. Miller RA et al. Rapamycin, but not resveratrol or simvastatin, extends life span of genetically heterogeneous mice. J Gerontol A Biol Sci Med Sci 66: 191-201, 2011.
35. Kaeberlein M et al. Substrate-specific activation of sirtuins by resveratrol. J Biol Chem. 280:17038-45, 2005; Pacholec M et al. SRT1720, SRT2183, SRT1460, and resveratrol are not direct activators of SIRT1. J Biol Chem 285:8340-51, 2010.
36. Dai H et al. SIRT1 activation by small molecules: kinetic and biophysical evidence for direct interaction of enzyme and activator. J Biol Chem . 285: 32695-703, 2010.
37. Phelan JP, Rose MR. Why dietary restriction substantially increases longevity in animal models but won't in humans. Ageing Res Rev 4: 339-50, 2005.
38. Goto S. Health span extension by later-life caloric or dietary restriction: a view based on rodent studies. Biogerontology 7: 135-8, 2006;
39. Colman et al. Caloric restriction delays disease onset and mortality in rhesus monkeys. Science 325: 201-204, 2009
40. Mattison JA et al. Impact of caloric restriction on health and survival in rhesus monkeys from the NIA study. Nature 489: 318-21, 2012.
41. Le Bourg E, Rattan SI. Can dietary restriction increase longevity in all species, particularly in human beings? A debate among experts. Biogerontology 7: 123-182, 2006;（解説記事）Spinney L. Gerontology: eat your cake and have it. Nature 441: 807-809, 2006.
42. 後藤佐多良ほか「後半生における食餌制限の抗老化作用、加齢の克服—21世紀の課題」『生体の科学』53号（2002年）P502-508

43. 柴田博『病気にならない体はプラス10kg』(2008年)、ベスト新書;
同『中高年健康常識を疑う』(2003年) 講談社選書メチエ
44. アビゲイル・アリング、マーク ネルソン『バイオスフィア実験生活』(1996年)、講談社ブルーバックス
45. ロイ・ウォルフォード『人間はどこまで長生きできるか』(1988年)、PHP研究所
46. Villareal DT et al. Bone mineral density response to caloric restriction-induced weight loss or exercise-induced weight loss: a randomized controlled trial. Arch Intern Med 166: 2502-10, 2006.
47. Fontana L et al. Effects of long-term calorie restriction and endurance exercise on glucose tolerance, insulin action, and adipokine production. Age 32: 97-108, 2010.
48. Blair SN et al. Physical fitness and all-cause mortality. A prospective study of healthy men and women. J Am Med Assoc 262: 2395-401, 1989.
49. Chakravarty EF et al. Reduced disability and mortality among aging runners: a 21-year longitudinal study. Arch Intern Med 168: 1638-46, 2008.
50. Holloszy JO. Mortality rate and longevity of food-restricted exercising male rats: a reevaluation. J Appl Physiol 82: 399-403, 1997.
51. Abbott RD et al. Walking and dementia in physically capable elderly men. J Am Med Assoc 292:1447-53, 2004.
52. van Praag H et al. Running enhances neurogenesis, learning, and long-term potentiation in mice. Proc Natl Acad Sci USA 96: 13427-31, 1999.
53. Diamond MC et al. Plasticity in the 904-day-old male rat cerebral cortex. Exp Neurol. 87: 309-17, 1985;
マリアン・クリーヴス・ダイアモンド『環境が脳を変える』(1990年) P175-181、どうぶつ社
54. Lazarov O et al. Environmental enrichment reduces Abeta levels and amyloid deposition in transgenic mice. Cell 120: 701-13, 2005.
55. Radák Z et al. Single bout of exercise increases accumulation of reactive carbonyl derivatives in lung of rats. Pflüger Arch Eur J Physiol 435: 439-441, 1998
56. Radák Z et al. Regular exercise improves cognitive function and decreases oxidative damage to proteins in rat brain. Neurochem Int 38: 17-23, 2001
57. Limoli CL et al. Cell-density-dependent regulation of neural precursor cell function. Proc Natl Acad Sci USA 101: 16052-7,2004.
58. Radák Z et al. Age-associated increase in oxidative stress and nuclear transcription factor NF-kB activation are attenuated in

rat liver by regular exercise. FASEB J 18: 749-750, 2004
59. Sawada SS et al. Cardiorespiratory fitness and cancer mortality in Japanese men: a prospective study. Med Sci Sports Exerc 35:1546-50, 2003.
60. Nakamoto H et al. Regular exercise reduces 8-oxodG in the nuclear and mitochondrial DNA and modulates the DNA repair activity in the liver of old rats. Exp Gerontol 42: 287-295, 2007
61. Gomez-Cabrera MC et al. Decreasing xanthine oxidase-mediated oxidative stress prevents useful cellular adaptations to exercise in rats. J Physiol 567: 113-20, 2005.
62. Rattan SI. Aging, anti-aging, and hormesis. Mech Ageing Dev 125: 285-9, 2004; Goto S: Hormesis and intervention of aging: An emerging paradigm in gerontology. Geriatr Gerontol Int 4: S79-S80, 2004; Gems D, Partridge L. Stress-response hormesis and aging: "that which does not kill us makes us stronger". Cell Metab 7:200-3, 2004.
63. Goto S et al. Regular exercise: An effective means to reduce oxidative stress in old rats. Ann NY Acad Sci 1019: 471-474, 2004; 後藤佐多良「ホルミシスと老化介入—第一回国際ホルミシス会議 International Conference on "Hormesis: Implications for Toxicology, Medicine and Risk Assessment" 参加記」『基礎老化研究』29号（2005年）P45-47
64. Vollaard NB et al. Exercise-induced oxidative stress:myths, realities and physiological relevance. Sports Med 35: 1045-62, 2005.
65. Radák Z et al. Opinion: Exercise and hormesis: Oxidative stress-related adaptation for successful aging. Biogerontology 6: 71-75, 2005; Radak Z et al. Exercise, oxidative stress and hormesis. Ageing Res Rev 7: 34-42, 2008
66. 後藤佐多良「運動ホルミシスと抗老化」『基礎老化研究』31号（2007年）P7-11.
67. Ristow M et al. Antioxidants prevent health-promoting effects of physical exercise in humans. Proc Natl Acad Sci USA 106: 8665-70, 2009.
68. Higashida K et al. Normal adaptations to exercise despite protection against oxidative stress. Am J Physiol Endocrinol Metab 301: E779-84, 2011.
69. Schulz TJ et al. Glucose restriction extends Caenorhabditis elegans life span by inducing mitochondrialrespiration and increasing oxidative stress. Cell Metab 6: 280-93, 2007.
70. Wang Q et al. Ethanol preconditioning protects against ischemia/reperfusion-induced brain damage: role of NADPH oxidase-derived ROS. Free Radic Biol Med 43: 1048-60, 2007.

71. Sano M. Cardioprotection by hormetic responses to aldehyde. Circ J 74: 1787-93, 2010.
72. Furukawa A et al. (-)-Epigallocatechin gallate causes oxidative damage to isolated and cellular DNA. Biochem Pharmacol 66: 1769-78, 2003.
73. ジョージ・ヴァーニカス『宇宙飛行士は早く老ける？』（2006年）P154、朝日新聞社
74. Maher B. Evolution: Biology's next top model? Nature 458: 695-698, 2009.
75. 後藤佐多良「ホルミシスと老化介入」―第一回国際ホルミシス会議 International Conference on "Hormesis: Implications for Toxicology, Medicine and Risk Assessment" 参加記　基礎老化研究29: 45-47, 2005
76. Honda Y et al. Genes down-regulated in spaceflight are involved in the control of longevity in Caenorhabditis elegans. Sci Rep. 2012;2:487. Epub 2012 Jul 5.

第五章

1. W.B. キャノン著、館鄰ほか訳『からだの知恵 この不思議なはたらき』（1981年）P24、P28、講談社
2. Kirkwood TB, Finch CE. Ageing: the old worm turns more slowly. Nature 419: 794-5, 2002.
3. Fiatarone MA et al. Exercise training and nutritional supplementation for physical frailty in very elderly people. N Engl J Med 330: 1769-75, 1994.
4. マリアン・クリーヴス・ダイアモンド『環境が脳を変える』（1990年）P181、どうぶつ社
5. Katzmarzyk PT et al. Sitting time and mortality from all causes, cardiovascular disease, and cancer. Med Sci Sports Exerc 41: 998-1005, 2009.
6. 草場信、佐藤豊「stay green 突然変異とメンデル」『化学と生物』vol.46（2008年）P824-825
7. ヘルマン・ヘッセ著、岡田朝雄訳『人は成熟するにつれて若くなる』（1995年）P67、草思社

あとがき

1. Holliday R: Aging is no longer an unsolved problem in biology. Ann NY Acad Sci 1067, 1-9, 2006; Hayflick L: Biological aging is no longer an unsolved problem. Ann N Y Acad Sci 1100: 1-13, 2007.

〈著者略歴〉
後藤佐多良（ごとう・さたろう）
順天堂大学大学院スポーツ健康医科学研究所客員教授。専攻は薬学、生化学、分子生物学、基礎老化学、老年学。1941年、東京に生まれる。1970年、東京大学大学院薬学系研究科博士課程修了（薬学博士）、同薬学部助手。カロリンスカ研究所・パストゥール研究所博士研究員、東邦大学薬学部教授（現・同大学名誉教授）、東京大学医学部（老年病学教室）兼任講師、信州大学医学部客員教授などを歴任。現在、センメルワイス大学（ハンガリー）名誉博士・大学院客員教授、日本基礎老化学会理事、日本老年学会理事、東京都健康長寿医療センター研究所協力研究員なども務める。
編著書『病態生化学』（1999年、朝倉書店）、共著書『健やかに老いる（一億人の化学）』（1992年、大日本図書）、『老年病研修マニュアル』（1995年、メジカルビュー社）、『Free radicals in exercise and aging』（2000年、Human kinetics）、『看護のための最新医学講座』（2001年、中山書店）、『Molecular and cellular exercise physiology』（2005年、Human kinetics）、『老年医学の基礎と臨床１』（2008年、ワールドプランニング社）、『新老年学 第３版』（2010年、東京大学出版会）など。

健康に老いる 老化とアンチエイジングの科学

2012年11月５日　初版印刷
2012年11月15日　初版発行

著　者　後藤佐多良
発行者　皆木和義
印刷･製本　図書印刷株式会社
装丁･組版　西田久美（Katzen House）
編集協力　高田沙織（株式会社　ドレミファ）
発行所　株式会社　東京堂出版
http://www.tokyodoshuppan.com/
〒101－0051　東京都千代田区神田神保町１－17
電話 03－3233－3741　振替 00130－7－270

ISBN978-4-490-20810-8 C0045